PHYSIOLOGIE

ET



# Pathologie de la Respiration nasale

PAR

Le Dr Henri MENDEL

ANCIEN INTERNE DES HÔPITAUX

Avec une Préface de M. le Professeur GARIEL

MEMBRE DE L'ACADÉMIE DE MÉDECINE

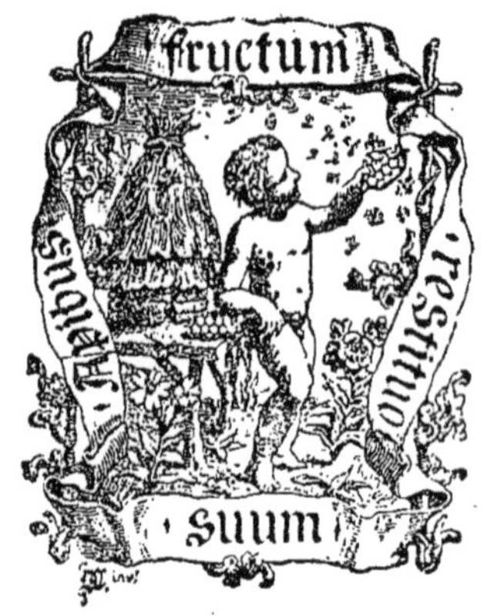


PARIS

SOCIÉTÉ D'ÉDITIONS SCIENTIFIQUES

PLACE DE L'ÉCOLE DE MÉDECINE

4, Rue Antoine-Dubois, 4

1897

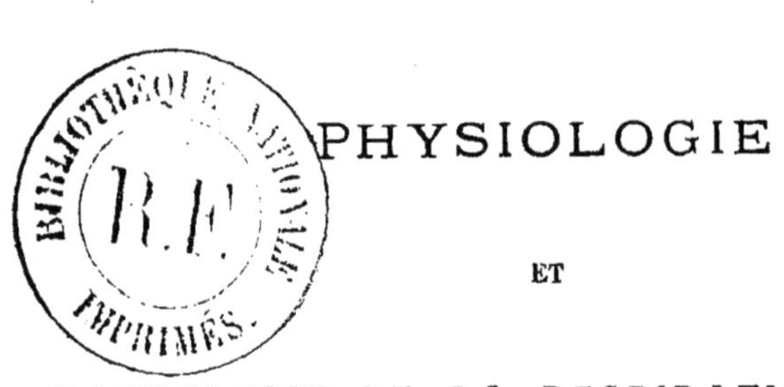


# PHYSIOLOGIE

ET

# PATHOLOGIE DE LA RESPIRATION NASALE

PHYSIOLOGIE

ET

# Pathologie de la Respiration nasale

PAR

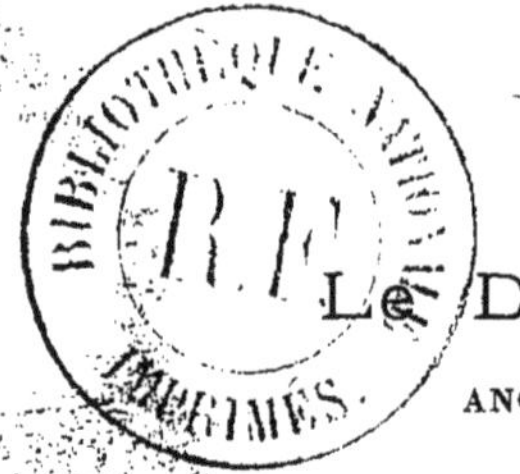


Le Dr Henri MENDEL

ANCIEN INTERNE DES HÔPITAUX

**Avec une Préface de M. le Professeur GARIEL**

MEMBRE DE L'ACADÉMIE DE MÉDECINE

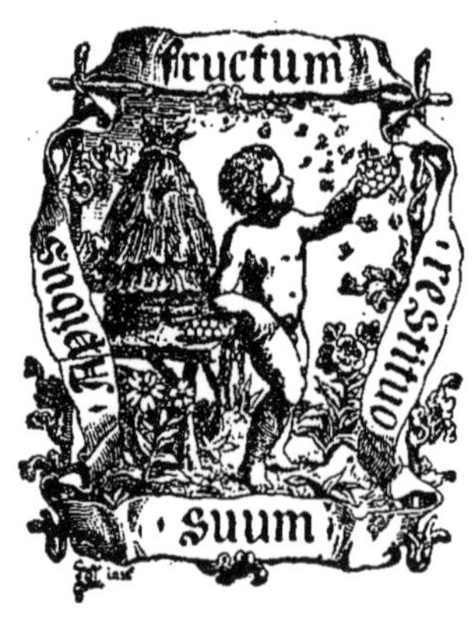


PARIS
SOCIÉTÉ D'ÉDITIONS SCIENTIFIQUES
PLACE DE L'ÉCOLE DE MÉDECINE
4, Rue Antoine-Dubois, 4

1897

# PRÉFACE

La solution des problèmes qui se posent en pathologie présente des difficultés qui sont de divers ordres ; les unes tiennent à la complexité des conditions que l'on rencontre, dont il est malaisé de tenir compte, et qui, souvent même, ne sont pas toutes bien connues : les autres proviennent de ce que le fonctionnement *normal* de toutes les parties de l'organisme n'est pas encore entièrement déterminé, de ce qu'il reste encore des points obscurs en physiologie.

On doit peu s'étonner de ce fait, si l'on songe qu'il n'y a pas longtemps, en somme, que des méthodes vraiment précises ont été appliquées à l'étude des phénomènes physiologiques ; qu'il n'y a pas longtemps qu'on a substitué la détermination des évaluations numériques à la simple constatation qualitative. Il ne paraît pas douteux que les mesures quantitatives sont indispensables, aussi bien pour l'étude des phénomènes qui se produisent chez les êtres vivants que pour celle des phénomènes mécaniques, physiques ou chimiques.

Nous sommes même convaincu que l'étude des faits pathologiques ne sera réellement fructueuse que lorsqu'elle sera dirigée dans la même voie. Nous savons que cette opinion est encore loin d'être acceptée généralement ; cependant elle n'est plus rejetée sans discussion, comme elle l'était autrefois, elle commence à rallier quelques suffrages, et non des moindres ; on peut espérer qu'elle finira par triompher.

Nous pensons donc qu'il y a un intérêt réel à ce que toutes les questions se rapportant au fonctionnement de nos organes soient étudiées quantitativement et nous croyons que bien des idées préconçues dont on ignore l'origine seront abandonnées. Aussi avons-nous suivi avec intérêt les recherches de M. Mendel sur la physiologie et la pathologie de la respiration nasale, recherches qu'il a poursuivies avec méthode.

Le problème présentait des difficultés réelles et nous ne voudrions pas dire qu'elles ont toutes été résolues d'une manière complète et parfaite. A plusieurs reprises l'auteur du travail a dû se contenter d'approximations dont il eût été utile de connaître le degré s'il s'était agi d'arriver à des mesures absolues, mais qui peuvent suffire telles qu'elles sont parce que des valeurs relatives, des comparaisons permettaient d'atteindre le but proposé.

Il y aurait également quelques réserves à faire sur certaines opinions, sur l'application de quelques données mécaniques à des circonstances où cette application ne paraît pas absolument légitime. Mais, en somme, l'ensemble mérite d'être admis dans ses conclusions générales.

M. Mendel, pour l'étude expérimentale de la question, a fait construire un appareil ingénieusement disposé qui lui a permis de donner une solution nette à la question physiologique principale qu'il s'était posée. Ajoutons que cet appareil paraît appelé à rendre de réels services dans l'examen rhinologique, que son emploi permettra souvent de substituer une certitude à une probabilité et conduira ainsi à un diagnostic précis. Nous craignons qu'on ne trouve que c'est un instrument de plus à introduire dans l'arsenal médical : mais c'est un inconvénient auquel il faudra se résoudre si l'on veut arriver à des données certaines, car on ne saurait faire des mesures exactes sans un appareil spécial, approprié à cet effet.

C. M. GARIEL
Membre de l'Académie de Médecine,
Professeur à la Faculté de Médecine.

# Exposé historique et critique

Jusqu'à la période contemporaine le rôle physiologique du nez a été considéré comme à peu près négligeable. Nous n'en voulons pour preuve que les lignes suivantes (1), écrites en 1877, époque qui marque les débuts de la rhinologie.

« La fonction principale dévolue au nez et aux fosses nasales est de servir à l'olfaction. Le nez joue le rôle d'auvent protecteur, empêchant le dessèchement de la pituitaire que ne manquerait pas de produire l'impression continuelle de l'air; en outre par la disposition de ses narines et la direction de leurs cavités, il sert à diriger les particules odorantes vers la partie supérieure des fosses nasales, c'est-à-dire vers la partie la plus sensible.

» Le nez prend encore une grande part à l'expression de la physionomie : les statuaires Grecs considéraient le nez droit comme l'emblême de la sagesse et de la beauté, et l'on n'ignore pas quel rôle Lavater a fait jouer à cet organe dans son système physiognomonique.

» C'est dans les fosses nasales que réside le sens de l'odorat: les anfractuosités et les saillies que présentent ces cavités, en donnant plus d'étendue à la pituitaire, multiplient les points de contact destinés à mettre en rapport les molécules odorantes avec les ramifications nerveuses. L'humidité naturelle de cette

(1) Poinsot. *Dict. de Jaccoud*, t. XXIV, p. 10.

muqueuse favorise l'exercice de la fonction olfactive en retenant et peut-être en dissolvant les particules.

» Les fosses nasales servent encore à la respiration : c'est surtout sous ce rapport que leur humidité est favorable ; car l'air en les traversant, se charge de vapeur tout en se réchauffant, et arrive dans le larynx à la température et dans le degré hygrométrique convenable pour qu'il ne soit pas irritant. L'importance de cette disposition se démontre par la fréquence avec laquelle apparaissent les inflammations de l'arrière-gorge toutes les fois que la respiration s'effectue seulement par la bouche.

» Enfin, les fosses nasales sont nécessaires à la production de certains sons, dits pour cela nasaux. Dans ces sons, le voile du palais s'abaissant permet le libre passage de l'air à la fois par la bouche et par les fosses nasales, et la voix prend alors un timbre spécial. Au point de vue de la parole, ces sons nasaux sont représentés par les consonnes NG, N, M. »

Des fonctions énumérées dans cet article physiologique, on pourrait vraiment conclure que le nez est un organe accessoire et presque inutile. En effet, l'odorat est une fonction, dont nombre de gens sont privés sans grand inconvénient; la physionomie serait autre sans le concours du nez ; nous nous passerions de consonnances nasales ; enfin, les inflammations de l'arrière-gorge pour être fréquentes chez les personnes privées de respiration nasale, ne sont pourtant pas d'une importance capitale.

Ces données sur la physiologie des fosses nasales avaient pu suffire lorsqu'on ne s'occupait aucunement du nez, mais l'étude de la rhinologie montra rapidement les inconvénients très nombreux et très divers des maladies nasales.

On chercha d'abord à fixer par des expériences le rôle physique des fosses nasales. Gréhant (1) avait démontré le premier que l'air expiré, lorsqu'il a été inspiré par la bouche, n'offre

(1) GRÉHANT. Recherches physiques sur la Respiration de l'homme. *J. de l'Anatomie et de la Physiologie*, 1864.

qu'une température de 33°9 en moyenne, tandis que l'air expiré, préalablement inspiré par le nez, possède une température moyenne de 35°3; l'air extérieur étant à une température de 22°. Gréhant démontrait ainsi que le nez réchauffe l'air inspiré dans une plus grande proportion que la bouche.

Ces recherches ont été reprises plus récemment par plusieurs auteurs.

En 1886, Aschenbrandt (1) institua des expériences fort bien comprises qui lui permirent d'affirmer que le nez porte la température de l'air inspiré à 30° c. ; et qu'il sature cet air de vapeur d'eau. Enfin, d'après cet auteur, les poussières très fines ne sont pas arrêtées par le nez; tandis que les poussières un peu plus grossières sont arrêtées au passage, non pas par le nez, mais plutôt par la cavité rhino-pharyngée.

L'année suivante, ces recherches furent reprises par Kayser (2). Cet auteur conclut de ses expériences que, quoique le nez soit sans doute la voie normale, la respiration par la bouche peut remplacer la respiration nasale sans aucun inconvénient pour le chimisme de la fonction et que les données physiologiques ne permettent pas de donner au nez, comme organe de la respiration, une importance capitale pour la vie, si on l'envisage par rapport à sa faculté de chauffer et d'humecter l'air respiré.

Kayser trouvait aussi que le nez ne protège pas les voies aériennes contre l'invasion de la poussière aussi absolument que l'avait trouvé Aschenbrandt.

Un troisième expérimentateur, Emil Bloch (3) contesta les résultats des deux premiers : il n'en attribua pas moins les mêmes propriétés au nez qui réchauffe et humidifie l'air inspiré. Quant à la fonction du nez comme organe apte à prévenir

(1) Aschenbrandt. Die Bedeutung der Nase für die Athmung. Wurzbourg, 1886

(2) Kayser. Die Bedeutung der Nase und der ersten Atmungswege für die. Respiration, *Pflüger's Archiv*. 1887, Bd 41.

(3) Bloch. Die Pathologie und Therapie der Mundatmung. Fribourg, 1889.

l'entrée de la poussière dans les voies aériennes inférieures, Bloch partage l'opinion de Kayser.

En 1893, Schütter (1) reprit ces expériences sur un malade trachéotomisé et à l'aide d'une canule spéciale. Cet auteur conclut de ses expériences qu'en moyenne, l'air inspiré par la bouche ne diffère que de 0°,8 en moins de l'air inspiré par le nez. Cet air est saturé d'humidité aussi bien par la bouche que par le nez. Il nous semble permis de conclure, dit Schütter, que l'homme peut se passer du nez et de la bouche pour chauffer et humecter l'air inspiré, pourvu que la trachée-artère le laisse entrer librement.

De ces opinions discordantes, il nous semble difficile de tirer une conclusion définitive. On pourrait seulement en déduire que le rôle des fosses nasales n'est pas indispensable, mais qu'il protège la bouche contre le dessèchement et l'irruption des poussières.

Néanmoins, les progrès de la rhinologie démontraient de jour en jour l'importance de la pathologie nasale. Les résultats contradictoires et peu importants des recherches précédentes ne pouvaient rendre compte de l'affaiblissement général des enfants porteurs de végétations adénoïdes, enfants aux épaules étroites, à l'intelligence ralentie; ni des accès asthmatiques guéris par l'ablation de polypes du nez, ni d'autres affections disparates qu'on commençait à soulager et à faire disparaître par le traitement rhinologique.

C'est alors que Hack (2) imagina sa théorie du réflexe nasal, qui règne encore aujourd'hui, bien qu'elle ait perdu une partie de son prestige. Voici comment Hack lui-même expose la question :

« C'est Voltolini et plus tard Hänisch, s'aidant du matériel d'observation de celui-ci, qui les premiers fixèrent l'attention

(1) Schütter. *Annales des maladies de l'oreille, du larynx et du nez.* Avril 1893.

(2) Hack. Du traitement opératoire radical de certaines formes de migraine, asthme, etc., *traduction du Dr Müller-Schirmer*, 1887.

sur ce fait que la présence de polypes dans le nez pourrait avoir pour conséquence des affections asthmatiques, lesquelles seraient guéries par l'extirpation des néoplasmes et récidiveraient avec le retour de ceux-ci. Une influence décisive du traitement opératoire sur l'affection nerveuse était manifeste et il était naturel de penser que ces néoplasmes pouvaient être une cause importante d'affections asthmatiques. »

Voltolini s'était demandé si ces tumeurs agissaient en troublant les fonctions chimiques de la respiration ou par voie d'excitation réflexe. Schäffer, B. Fränkel et Hack se prononcèrent pour la seconde hypothèse.

Voici, d'après Hack, en quoi consiste la théorie du réflexe nasal :

« Des organes érectiles (1) se trouvant à un endroit relativement exposé de la cavité nasale, servent d'une façon toute particulière d'intermédiaires entre certaines excitations nerveuses. D'une part des accidents réflexes provoquent la réplétion de ces organes caverneux ; d'autre part, des réflexes se produisant souvent dans des régions très éloignées, prennent naissance dans ces organes fortement tuméfiés. Mais toute cette chaîne d'accidents nerveux peut être brisée dès qu'on réussit à en extirper, par voie opératoire, l'anneau intermédiaire, c'est-à-dire les organes érectiles ».

Les organes érectiles de la pituitaire siègent dans l'épaisseur des cornets inférieurs et plus particulièrement au niveau de la partie antérieure de ces organes.

Les réflexes émanés de cette région de la pituitaire peuvent, d'après Hack, donner naissance aux affections suivantes :

1° *Cauchemar et asthme.*

L'observation suivante, empruntée à Hack, fixera suffisamment les idées :

« M^me F. K... s'adressa à moi pour une gêne légère qu'elle ressentait en avalant et occasionnée par une pharyngite granu-

(1) On sait que les parties antérieure et postérieure des cornets inférieurs sont constituées par un véritable tissu érectile.

leuse. Les manifestations qu'elle me signala spontanément me parurent moins importantes que d'autres qu'elle ne me communiqua que sur une question. La malade souffrait très fréquemment de troubles dans le sommeil, si intenses qu'elle se réveillait baignée de sueur après avoir longuement lutté dans un demi-sommeil. Dans ce cas il se produisait des accès simulant l'asthme. La malade était forcée pendant des heures entières d'être assise dans son lit jusqu'au moment où la respiration devenait plus libre. Dans ce cas aussi, la cavité nasale était obstruée des deux côtés par un gonflement de la muqueuse tellement violent que la malade ne respirait que par la bouche. Au bout de quelques heures, les narines redevenaient subitement perméables et tous les accidents prenaient fin. A l'examen rhinoscopique, je pus constater un gonflement considérable de la muqueuse des deux cornets inférieurs. Je détruisis ces parties à l'aide du galvano-cautère et fis disparaître ainsi tous les accidents. L'opération eut en outre une action favorable sur les manifestations de la gorge, puisqu'elle fit cesser pendant le sommeil la respiration par la bouche ouverte, écartant ainsi l'action excitante de la sécrétion desséchée sur le pharynx... »

D'après cette observation, Hack conclut que le gonflement de la muqueuse des cornets inférieurs produisait l'asthme.

L'observation suivante doit être citée, parce qu'elle est typique et qu'elle sert à établir un point important de la théorie de Hack :

« M. H. de B... avait été débarrassé depuis neuf mois, par un confrère spécialiste, d'une série de polypes du nez dont la présence n'avait en aucune façon gêné la respiration par le nez. Craignant une récidive, le malade vint me trouver. Je découvris dans les deux narines, siégeant particulièrement au cornet moyen, un semis de jeunes polypes n'obstruant en aucune façon la lumière de la narine. Malgré cela, le malade se plaignait de souffrir chaque nuit d'obstruction du nez. Les anamnestiques fournissent de très intéressants renseignements. Le patient, un homme vigoureux, très robuste, d'une quarantaine d'années, sans la moindre prédisposition nerveuse, déclara qu'avant la première intervention chirurgicale il souffrait pendant son sommeil d'angoisses si violentes qu'il réveillait sa famille par des cris alarmants. Après l'opération, cet état de choses avait disparu et ne s'était reproduit que dans ces derniers temps. Je détruisis ces petites tumeurs au galvano-cautère, j'en cautérisai la base à fond et j'eus la satisfaction de faire disparaître du même coup la prédisposition passagère à l'obstruction du nez et les accidents nocturnes... »

Hack conclut de ce dernier fait que les polypes ne furent responsables des accidents asthmatiques que par leur siège sur le cornet moyen qu'ils irritaient. Cette irritation produisait par réflexe le gonflement des cornets inférieurs ; lequel donnait lieu également par réflexe aux crises asthmatiques. Les polypes du nez, d'après Hack, sont d'autant moins gênants qu'ils obstruent plus complètement la narine, car alors, ils compriment par leur présence les cornets inférieurs et interdisent leur tuméfaction réflexigène.

Il a bien observé des cas de polypes s'accompagnant d'asthme nocturne, mais il explique ces faits en disant que les polypes n'étaient pas situés de façon à comprimer les cornets inférieurs et à empêcher leur gonflement.

2° La *toux* est souvent, dit Hack, sous la dépendance de lésions nasales. Dans les observations, il y a presque toujours obstruction nasale pendant la nuit ; la respiration par le nez peut être rétablie par la cautérisation des cornets inférieurs.

3° La *migraine* est pour Hack fort souvent causée par le réflexe nasal. Il s'agit à proprement parler de douleurs céphaliques situées du même côté qu'une obstruction nasale ; tous ces symptômes disparaissent par cautérisation du cornet inférieur correspondant.

4° *Névralgie sus-orbitaire.* Il s'agit de douleurs internes accompagnées de catarrhe de la narine correspondante. Guérison par la cautérisation du cornet moyen hypertrophié et même dégénéré.

5° *Gonflement et rougeur du nez*. Guérison par le même procédé.

6° *Vertiges*. Hack cite quatre observations, dont deux paraissent probantes : il s'agit de vertiges guéris par cautérisation des cornets inférieurs gonflés.

7° *Accès épileptiformes*. Hack ne cite qu'une seule observation ; la cautérisation a coïncidé avec une rémission des accès : on ne sait s'ils se sont reproduits par la suite.

8° *Névroses sécrétoires*. Une courte observation indiquera suffisamment ce que Hack entend par ces mots :

« A. S., âgé de quatorze ans, souffrait depuis huit ans des mêmes accidents; presque chaque jour, immédiatement après son réveil, il se produisait une sécrétion séreuse du nez accompagnée de fréquentes attaques d'éternuements qui se renouvelaient également pendant la journée. Après l'opération des parties tuméfiées, les attaques cessèrent complètement. »

Un peu plus tard, Hack ajouta à cette liste des affections causées par le réflexe nasal :

9° Le *catarrhe automnal typique* ou *fièvre de foin*.

10° Le *goître exophtalmique*. (Une seule observation).

La malade atteinte de cette affection souffrait d'obstruction nasale constante. La cautérisation des cornets fit disparaître l'exophthalmie. De longs mois après, les palpitations cessèrent ; l'hypertrophie du cœur diminua.

Nous avons voulu exposer complètement les idées du créateur de la théorie. Elle fut singulièrement modifiée et augmentée par ses continuateurs.

Nous avons dit que dans l'esprit de Hack les polypes du nez étaient non seulement incapables de provoquer l'asthme, mais encore qu'ils avaient une action bienfaisante, en comprimant les cornets inférieurs. Les auteurs furent cependant forcés d'admettre les relations qui existent entre les polypes du nez et l'asthme. Joal (1) rapporta une dizaine d'observations d'asthme causé par l'existence des polypes et guéri par l'ablation de ces tumeurs. Enfin, dans un livre publié l'an dernier, Lermoyez (2) considère les névroses réflexes d'origine nasale comme des troubles nerveux causés ou entretenus par une affection quelconque du nez. Il ne s'agit plus du gonflement de la muqueuse du cornet inférieur : presque toute la pathologie nasale est incriminée. Quelles sont les lésions nasales qui éveillent ces réflexes? Aucune lésion spéciale ayant un siège déterminé comme on l'avait d'abord pensé, mais, dit Lermoyez, des lésions variables ressortissant à trois groupes :

1° *Lésions fixes* : polypes muqueux, non point en grosses masses obstruant la fosse nasale, mais plutôt en grains presque assez petits pour passer inaperçus, et faciles à mobiliser par le courant d'air respiratoire ; crêtes et épines de la cloison plongeant dans le cornet sis vis-à-vis; rhinites hypertrophiques, corps étrangers et rhinolithes, etc.

2° *Lésions passagères* : tuméfaction du tissu érectile des cornets inférieurs, que Hack croyait indispensable à la production de toute névrose d'origine nasale : ce qui est faux, puisque l'ozène crée parfois ces réflexes. Au reste, cette turgescence peut aussi bien être l'aboutissant que le point de départ de l'acte réflexe ; elle peut même être l'un et l'autre à la fois. Ainsi, des troubles gastriques amènent une tuméfaction réflexe du tissu érectile du nez ; et, à son tour, cette turgescence provoque des troubles réflexes de seconde main.

3° *Lésions latentes* : présence sur la pituitaire de zones hypéresthésiques, sans modification de la muqueuse.

En lisant ces lignes, dues à la plume d'un spécialiste des plus distingués, on voit que la théorie de Hack a été considérablement étendue. En même temps, elle a perdu beaucoup

(1) Joal. *Arch. de médecine*, 1882.

(2) Lermoyez. *Thérapeutique des maladies des fosses nasales*, 1896. T. II, p. 66 et suivantes.

de sa précision : car, à l'heure actuelle, toute lésion du nez peut être l'origine d'un réflexe.

Voici, d'après le même auteur, les types cliniques les mieux définis de la névrose nasale :

1° *Crises d'éternuements paroxystiques.*

2° *Toux quinteuse.*

3° *Spasmes glottiques, dysphonie.*

4° *Asthme.*

5° *Rhume des foins.*

6° *Spasmes et tics du facial.*

7° *Spasmes et tics du voile du palais.*

8° *Rougeur de la peau du nez et des joues.*

9° *Hydrorrhée nasale.*

10° *Sialorrhée.*

11° *Larmoiement*, sans lésion du canal nasal.

12° *Troubles visuels* (scotomes, rétrécissement du champ visuel, etc.).

13° *Névralgies faciales, migraines* du côté correspondant à la lésion normale : *céphalées diffuses*, frontales ou occipitales, suivant que leur point de départ se trouve dans les zones antérieures ou postérieures des fosses nasales.

14° *Vertiges.*

15° *Accidents épileptiformes, hystériformes,* en particulier convulsions chez les enfants ayant un corps étranger dans le nez.

16° *Goître exophtalmique.*

17° *Troubles intellectuels* (on a même, dit Lermoyez, décrit le cancre d'origine nasale).

Devant l'importance croissante et même envahissante du réflexe nasal — causé par les affections du nez et même du rhino-pharynx, puisque les végétations adénoïdes le produisent aussi — on pouvait se demander sur quelle base est assise cette fameuse théorie. Ses partisans citent à l'appui de leurs idées les faits suivants, tirés de l'observation clinique et de l'expérimentation pysiologique.

## A. Observation clinique.

1° De nombreux cas authentiques ont été rapportés concernant la guérison de troubles divers par le traitement rhinologique. Nous avons cité plus haut la liste de ces troubles : nous en avons certainement omis, tant était grande l'ardeur des rhinologistes à découvrir des réflexes d'origine nasale.

2° Hack a remarqué qu'en touchant légèrement avec la sonde et, à plusieurs reprises, la partie antérieure de la muqueuse du cornet inférieur — une pression forte aurait pu faire échouer complètement l'expérience — il en résultait, avant qu'une action réflexe quelconque se fût produite, un gonflement de cette partie de la muqueuse. Mais ce gonflement pouvait être aussi provoqué indirectement : tout attouchement d'autres régions de la pituitaire (notamment de la muqueuse du cornet moyen, du septum, de l'extrémité postérieure du cornet inférieur, du plancher du nez) pouvait être suivi secondairement d'un gonflement semblable et ensuite de certains réflexes. Parmi les phénomènes réflexes qui purent être provoqués directement ou indirectement dans les organes érectiles du nez, les réflexes sécrétoires étaient de beaucoup les plus fréquents. D'abord la sécrétion des larmes se produisait d'une manière assez forte, venait ensuite une sécrétion séreuse abondante de la pituitaire, accompagnée le plus souvent d'éternuements. Or, dans bien des cas guéris par Hack, les accès s'accompagnaient de sécrétion de la pituitaire avec ou sans éternuement.

3° Enfin, on a constaté qu'en badigeonnant la pituitaire au moyen d'une solution de cocaïne, on faisait cesser les réflexes d'origine nasale ; d'où cette conclusion que l'anesthésie de la muqueuse fait avorter le réflexe.

### B. Expérimentation physiologique.

Il y a plus de quarante ans, Brown-Séquard montrait qu'en plongeant brusquement le nez d'un lapin dans l'eau froide, on arrête son cœur en même temps que sa respiration.

Dans ses leçons sur la Physiologie comparée de la Respiration, Paul Bert a montré de même que l'excitation du pneumogastrique, du laryngé inférieur ou du nerf nasal, est susceptible d'arrêter la respiration au moment même où elle est appliquée. La respiration revient pendant l'excitation même et lorsqu'on arrête celle-ci, elle s'accélère presque toujours.

Des phénomènes analogues peuvent être produits par l'excitation du nerf olfactif, d'après Gourewitsch et Luchsinger (1) qui avaient provoqué de cette façon des névroses respiratoires réflexes.

Cet important sujet a été étudié de nouveau par François-Franck (2).

Cet auteur commence par formuler quelques réserves sur la relation si rigoureusement admise par un grand nombre de cliniciens entre une foule d'accidents nerveux et les irritations congestives ou autres de la muqueuse nasale. De ce que des troubles nerveux, dit-il, ont été ou améliorés ou même guéris par la cautérisation nasale, il ne résulte pas forcément que ces accidents étaient dus à l'irritation du cornet cautérisé : n'arrive-t-il pas à tout instant de voir une révulsion énergique d'un point quelconque de la peau amener la disparition d'accidents nerveux dont l'origine n'était sûrement pas dans la partie révulsée ?

Ces réserves faites, Fr.-Franck expose le dispositif de ses expériences et les résultats qu'elles ont donnés.

Un chien, un chat ou un lapin est trachéotomisé, puis

(1) Cités par Ruault : Les névropathies réflexes d'origine nasale. *Gazette de hôpitaux*, 1887.

(2) Fr.-Franck. *Archives de physiologie*. 1889.

anesthésié : on met à nu ses fosses nasales ,par ablation de la voûte du nez, puis, après un repos de une heure ou deux, ou mieux d'un ou deux jours — pour que l'air exerce directement son action irritante — on pratique l'excitation de la muqueuse et l'on observe les réactions de l'animal.

Expérimentalement cette excitation a été obtenue par de nombreux procédés : simple contact d'instruments mousses, frictions légères avec petits tampons d'ouate, piqûres fines, courants électriques continus ou induits de force variable, mouchetures très superficielles avec un cautère galvanique très fin, applications de gouttelettes de solutions caustiques, jets de vapeurs irritantes d'ammoniaque, de chloroforme ou de gaz comme l'acide sulfureux.

Ces irritations produisirent des troubles respiratoires, circulatoires, vaso-moteurs.

Les troubles respiratoires furent le spasme réflexe de la glotte, le spasme bronchique réflexe, l'arrêt respiratoire. Ces réactions étaient amenées par des irritations un peu vives de la muqueuse des cornets inférieurs ou moyens.

Fr.-Franck a constaté des troubles cardiaques ; il remarqua que, tandis que dans ses expériences, les troubles du cœur furent très accusés et constants, les observations cliniques sont muettes sur ce sujet.

Enfin, ce physiologiste a noté que l'irritation nasale produit la vaso-dilatation réflexe du côté de la tête seulement et la vaso-constriction partout ailleurs, aussi bien à la périphérie que dans la profondeur.

Mentionnons enfin des remarques analogues faites chez l'homme par Emil Bloch. Pour cet auteur, de faibles excitations sont sans influence sur les mouvements respiratoires : des excitations un peu intenses causent le ralentissement de la respiration, une excitation trop forte peut la faire cesser. Ces conclusions de Bloch n'ont été, croyons-nous, confirmées par personne.

Nous venons d'exposer complètement — et impartialement —

le bilan de la théorie du réflexe nasal, dont nous nous déclarons adversaire résolu. Nous présenterons nos objections dans le même ordre que nous avons présenté les arguments en faveur de la théorie.

## A. Observation clinique.

1° Nous acceptons fort bien une partie de ces guérisons : celles qu'un grand nombre d'auteurs ont constatées et sont à même de constater tous les jours. Les crises asthmatiques guéries par l'ablation des polypes (malgré les idées de Hack lui-même), le relèvement étonnant de la santé générale des enfants après l'ablation des tumeurs adénoïdes, la guérison des crises d'éternuements, de certaines céphalées. Mais nous ne saurions admettre ces observations relatées en petit nombre par de rares auteurs ; par exemple, l'unique fait de guérison d'accès épileptiformes rapporté par Hack ne peut nous convaincre.

Nous devons faire remarquer que si nous acceptons certains de ces faits, nous les expliquerons par une théorie toute différente de celle de Hack.

2° Que l'excitation de la pituitaire provoque le larmoiement, la sécrétion nasale et les éternuements, c'est là un fait des plus anciennement connus, et je ne pense pas que Hack ait le droit d'en conclure que les maladies dans lesquelles on constate ces symptômes banals puissent être soupçonnées d'avoir une origine nasale.

3° L'effet de la cocaïne sur les soi-disant réflexes nasaux n'a rien de probant ; car on sait que si la cocaïne est un anesthésique local, elle a aussi la propriété de rétracter fortement la pituitaire et d'augmenter de beaucoup la lumière du conduit nasal.

## B. Expérimentation physiologique.

Avant de soumettre à la critique les expériences d'éminents physiologistes nous rappellerons une idée exprimée par d'Arsonval dans sa thèse, et qui nous a frappé par sa justesse : c'est que la physiologie contient de nombreux exemples d'erreurs logiques. En effet, le domaine de la biologie nous est inconnu en grande partie, les expérimentations sont difficiles, complexes ; nous ignorons la majorité des lois de la vie. Nous ne pouvons pas, comme les physiciens ou les chimistes, mettre en ligne de compte la somme de lois que comporte une expérience ; et l'expérimentation physiologique la mieux conduite peut amener à un résultat erroné, parce que l'ignorance d'une loi ou d'un phénomène, ou l'omission d'une précaution auront conduit à une interprétation fausse.

Cette réflexion d'un physiologiste de la valeur de d'Arsonval nous paraît de mise ici. Nous tenons pour bien conduites et parfaitement observées les expériences que nous avons rapportées, mais comme nous découvrons une contradiction flagrante entre elles et les données de la clinique, nous sommes forcé d'admettre qu'il existe ici une circonstance inconnue qui fausse les résultats des physiologistes ou qui leur suggère une interprétation erronée.

Nous ne devons pas non plus oublier les réserves formulées par François-Franck au début de son travail sur la relation si rigoureusement admise entre une foule d'accidents nerveux et les irritations congestives ou autres de la muqueuse nasale. Ceci dit pour les vertiges, accès épileptiformes et autres troubles dont la relation avec le nez paraît si étrange et que Hack dit avoir guéris.

Mais, qu'un lapin dont le nez est brusquement plongé dans l'eau froide cesse de respirer, que des cautérisations, des irritations violentes produisent également cette réaction, on pourrait se demander quel rapport existe entre ces excitations expérimentales et la simple congestion de la muqueuse du cornet inférieur ou la présence de polypes du nez. Si ces lésions produisent une excitation, on doit admettre que cette excitation n'a guère de rapport avec celles que mettent en usage les physiologistes.

Les laryngologistes savent fort bien qu'en badigeonnant les

cordes vocales au moyen de solutions caustiques (nitrate d'argent, acide lactique, etc.) on produit souvent un spasme de la glotte violent. Va-t-on conclure de là que le laryngite catarrhale ou un nodule des chanteurs amènent du spasme de la glotte? Si une cautérisation violente est capable d'amener l'arrêt de la respiration, on ne voit pas pourquoi le simple gonflement de la pituitaire l'amènerait.

Mais les irritations véritables de la pituitaire provoquées journellement amènent-elles des troubles respiratoires, cardiaques et vaso-moteurs?

L'usage de faire respirer des sels, de l'ammoniaque est-il si dangereux dans la lipothymie? Ne voit-on pas, sous l'influence de cette aspiration, les malades reprendre leurs sens et leurs fonctions?

L'usage du tabac prisé ou fumé, application véritablement caustique, amène-t-il ces troubles, indépendamment de l'intoxication par la nicotine?

La pratique rhinologique contredit encore les expériences physiologiques. Nous n'employons pas toujours l'anesthésie dans les opérations intra-nasales, et bien souvent, même avec l'emploi de la cocaïne, l'anesthésie est incomplète. Dira-t-on alors que le malade est en danger quand nous pratiquons des cautérisations, l'ablation d'une portion de la muqueuse ou de tumeurs? Non, ces opérations sont considérées à bon droit comme à peu près inoffensives et ne provoquent pas même l'ébauche des troubles énumérés plus haut, car les observations de Bloch n'ont nullement été confirmées.

Nous constatons donc qu'il existe une contradiction entre ces deux catégories de faits, l'une physiologique, l'autre clinique ; nous ne tenterons pas de l'expliquer. Il nous suffit de montrer que la base physiologique de la théorie du réflexe nasal n'est pas inattaquable.

En admettant même qu'elle fût certaine, rien ne prouverait sa valeur au point de vue des lésions du rhino-pharynx, et dans ces maladies, la théorie de Hack est également invoquée.

Témoin, cette description empruntée à Lermoyez (1) des symptômes dus aux tumeurs adénoïdes. Après avoir déclaré que ces tumeurs peuvent agir comme *source de réflexes protéiformes*, éloignés au point d'égarer le diagnostic plus qu'ils ne l'aident, cet auteur fait le tableau suivant de ce qu'il appelle la *forme nerveuse* de la maladie :

« Parfois les parents viennent nous voir par acquit de conscience, frappant à toutes les portes pour trouver la guérison de leur enfant : mais ils savent bien que ce qu'il pourrait avoir dans le nez n'expliquerait pas le trouble de sa santé : s'il est faible, chétif, c'est qu'il dort mal, ronflant, agité, baigné de sueur ; parfois il se réveille au milieu de la nuit en pleurant, pris de peur, appelant au secours ; le matin, on le trouve tout découvert, couché la tête aux pieds ; il n'a pas faim, il mange peu, il avale lentement ; tout travail sérieux lui est impossible, il devient apathique, ne fait attention à rien, a mal à la tête quand il prend une leçon ; et pourtant, ajoutent-ils, la croissance n'y est pour rien : leur enfant ne grandit pas, reste chétif, malingre ; sa poitrine est étroite ; et il est plus petit que ses frères, cependant moins âgés que lui. »

Débarrasse-t-on cet enfant de ses tumeurs adénoïdes, sa santé se relève, sa croissance redevient normale.

En vérité, si une tumeur du rhino-pharynx a le pouvoir de déterminer par l'entremise du nez des réflexes d'une telle intensité, on reste étonné de la sensibilité de la pituitaire et du rôle inouï et sans égal du réflexe d'origine nasale.

Mais, se dira-t-on, en possession de ces faits, les rhinologistes doivent être sûrs de guérir de nombreuses maladies ; ils doivent traiter souvent cette névrose d'origine nasale !

Ils n'en est rien. Les auteurs conseillent beaucoup de circonspection quand il s'agit de diagnostiquer la fameuse névrose, et de la traiter. Le traitement intra-nasal, dit Lermoyez, peut exagérer les accidents réflexes au lieu de les atténuer ; il peut

(1) Lermoyez. *Loc. cit.*, t. II, p. 327 et 329.

même les créer lorsqu'ils n'existent pas. Voilà qui n'est pas destiné à éclaircir la question! Il faut, dit le même auteur, n'admettre que par exclusion l'origine réflexe des accidents ; mais ne pas se hâter encore de prononcer le mot de réflexe, car beaucoup de symptômes relèvent du nez, sans que le système nerveux soit en jeu : ainsi, les accidents d'insuffisance respiratoire par obstruction nasale, ainsi les céphalées, les troubles visuels, intellectuels, par stase dans la circulation des régions voisines du nez.

Cette idée de l'insuffisance respiratoire a d'ailleurs été exprimée par la plupart des auteurs qui se sont occupés des végétations adénoïdes. De même Joal (1) a constaté que la capacité respiratoire des chanteurs atteints d'affection nasale est abaissée : il attribue cette diminution où à un réflexe ou à un défaut de perméabilité nasale.

Mais ces assertions sont énoncées plutôt sous forme d'hypothèse rationnelle que de proposition ferme, car elles ne sont accompagnées ni de discussion ni d'argumentation.

Un auteur hollandais, Schütter, que nous avons précédemment cité, a employé un procédé précis pour comparer la respiration buccale à la respiration nasale. Faisant expirer dans un manomètre, il constata que la pression positive produite par le nez est toujours supérieure à celle produite par la bouche : il en tire quelques conclusions sur l'influence de la respiration nasale sur la circulation. Cet auteur est le seul qui ait employé un procédé scientifique pour élucider cette grande question. C'est par des procédés analogues que nous sommes arrivé à formuler la théorie que nous présentons ici.

Si nous devions énoncer en quelques mots cette théorie que nous allons nous attacher à établir et à prouver dans ce travail, nous dirions :

Le nez est l'organe naturel de la respiration, probablement parce qu'il réchauffe, humecte et filtre l'air inspiré, mais surtout parce qu'il est disposé de façon à laisser passer pour un temps

(1) Joal. *De la respiration dans le chant.*

égal et pour un effort inspiratoire égal, une plus grande quantité d'air que la bouche.

Presque toutes les affections nasales apportent un obstacle à la respiration par le nez, soit diurne, soit nocturne : en conséquence, presque toutes ces maladies comportent une absorption moindre d'oxygène : la déperdition d'oxygène est en relation directe avec le degré de l'obstruction nasale. Pour nous, obstruction nasale signifie diminution de l'air inspiré et hématose insuffisante.

Nous admettons l'existence de quelques réflexes nasaux, tels que l'éternuement, la sécrétion, le larmoiement, peut-être quelques céphalalgies, mais nous n'admettons nullement la série des autres réflexes signalés par les auteurs.

Nous diviserons notre travail en deux parties :

1° Essai de mécanique respiratoire, dans lequel nous chercherons à fixer l'importance de l'orifice respiratoire au point de vue de la respiration.

2° Partie clinique, dans laquelle nous étudierons l'Insuffisance nasale et les conséquences qu'elle entraîne.

Nous ne voulons pas terminer ce chapitre sans présenter l'expression de notre vive gratitude à M. le Professeur Gariel qui a bien voulu nous donner ses conseils et présenter ce travail à l'Académie de Médecine; à M. Filhol, professeur d'Anatomie comparée au Muséum, membre de l'Institut, qui nous a admis avec la plus grande bienveillance à travailler dans son laboratoire; à M. Beauregard, son assistant ; et à M. le Professeur Cadiot, de l'École Vétérinaire d'Alfort, à qui nous devons d'avoir pu expérimenter sur les chevaux.

Nous sommes aussi fort reconnaissant à M. Démichel pour la science et l'habileté avec lesquelles il a construit notre Rhinomètre.

---

# PREMIÈRE PARTIE

---

## Essai de Mécanique respiratoire

## ABRÉVIATIONS ADOPTÉES

---

cm. . . . . . . . . . centimètre

cm² . . . . . . . . . centimètre carré

dm² . . . . . . . . . décimètre carré

cm³ . . . . . . . . . centimètre cube

# PREMIÈRE PARTIE

## Essai de Mécanique respiratoire.

*Conception générale du système respiratoire pulmonaire. Division du sujet.* — La vie suppose un perpétuel échange organique entre l'être vivant et le milieu dans lequel il est plongé. Cet échange s'effectue par deux voies principales : la nutrition et la respiration.

Par la nutrition, l'animal extrait des aliments les substances nécessaires à la réfection de son organisme : par la respiration, il extrait de l'air l'oxygène nécessaire à la vie intime des éléments organiques et à la production de la chaleur animale.

La respiration, au point de vue physique, consiste essentiellement dans l'introduction de l'air dans la cavité thoracique et dans son expulsion. Ces deux actes s'accomplissent rythmiquement et constamment. Ce sont l'inspiration et l'expiration.

La cavité thoracique peut donc être considérée comme un sac dilatable et contractile, destiné à se remplir d'air à chaque mouvement de dilatation et à se vider à chaque mouvement de contraction. Le sac thoracique est mis en communication avec le grand réservoir aérien constitué par l'atmosphère, au moyen d'ajutages très compliqués, ajutages qui forment avec le sac lui-même un système complètement étanche.

Ce système présente à étudier :

1. *La contenance du sac thoracique.* Cette question a été

élucidée avec une précision toute scientifique par Gréhant (1). Nous nous reporterons à ses travaux.

2. *Sa surface.* C'est sur la surface du thorax que pèse la pression atmosphérique, contre laquelle le sujet doit lutter pendant l'inspiration. Nous nous sommes efforcé de la déterminer, d'après les dimensions indiquées par les auteurs.

3. *L'orifice de communication de ce système avec l'atmosphère.* Nous établirons qu'au point de vue mécanique, la valeur de l'orifice joue un rôle capital dans la respiration. Nous étudierons ensuite l'orifice respiratoire de l'homme et de quelques animaux.

Enfin, nous décrirons notre Rhinomètre, appareil destiné à mesurer la valeur des orifices respiratoires. Ce même appareil peut être employé pour déterminer la valeur et les variations de la force thoracique d'un sujet. A cet égard, il mérite le nom de Thoracodynamomètre.

(1) GRÉHANT. Recherches physiques sur la Respiration de l'homme. *Journal de l'Anatomie et de la Physiologie.* 1864.

CHAPITRE PREMIER

# Capacité de la cavité thoracique

Les travaux de Gréhant nous enseignent, qu'en moyenne, la cavité thoracique à son plus grand état de dilatation contient chez l'homme $4350^{cm^3}$.

Ce volume d'air se compose de plusieurs éléments :

a. L'*air résidual*, d'un volume de $1040^{cm^3}$. On sait que l'air résidual ne peut être chassé des poumons, même par la plus forte expiration. Cet air est indispensable à la fonction respiratoire : en effet si après une expiration, les poumons étaient complètement vides, la dilatation thoracique exigerait une force énorme. Grâce à l'air résidual, les poumons vides contiennent encore de l'air à la pression atmosphérique et, après l'expiration la plus énergique, il y a encore équilibre entre la pression ambiante et la pression intra-thoracique.

b. L'*air de réserve* ($1300^{cm^3}$), quantité d'air qui peut être chassée du thorax après une expiration ordinaire.

c. L'*air complémentaire* ($1500^{cm^3}$), quantité d'air qui peut être inspirée après une inspiration ordinaire.

d. L'*air courant* ($510^{cm^3}$), quantité d'air inspirée et expirée dans la respiration calme ordinaire.

D'après ces chiffres, nous pouvons conclure qu'en passant de l'état d'expiration forcée à l'inspiration forcée, un homme moyen introduit dans son thorax $3310^{cm^3}$.

Enfin, en considérant les chiffres obtenus par Gréhant,

nous pouvons déduire les rapports qui relient ces chiffres entre eux. En effet, si nous recueillons dans un spiromètre l'expiration maxima succédant à une inspiration maxima d'un homme normal, nous obtiendrons une moyenne de 3310cm3. Et pour déterminer approximativement la valeur de l'air résidual, de l'air de réserve, de l'air complémentaire et de l'air courant, nous devrons multiplier ce nombre 3310 par des coefficients différents. On a en effet :

3310 × 0,314 = 1039 . . . . . air résidual (*a*)
3310 × 0,393 = 1300 . . . . . air de réserve (*b*)
3310 × 0,154 = 509 . . . . . air courant (*c*)
3310 × 0,453 = 1499 . . . . . air complémentaire (*d*).

Ces coefficients nous donnent, à peu de chose près, les nombres trouvés par Gréhant chez un même sujet moyen.

Par une approximation fort vraisemblable, puisque la forme des poumons ne varie guère suivant les sujets, nous appliquerons ces coefficients au nombre révélé par l'épreuve spirométrique chez les différents individus et nous pourrons obtenir les valeurs *a b c d* chez ces individus.

Enfin en multipliant le nombre révélé par l'épreuve spirométrique par 1,314 nous avons le nombre représentant la valeur de la capacité thoracique absolue soit 4350cm3.

Mais nous rendons bien compte (et c'est là une observation que nous ferons souvent dans le cours de ce travail) que cette manière de procéder n'est pas mathématique, mais il nous suffit qu'elle soit rationnelle et qu'elle conduise à une approximation suffisante.

Voici à quoi ces notions nous permettent d'arriver.

Nous ne pouvons pour chaque sujet reprendre les recherches de Gréhant. Supposons par exemple un enfant qui, dans l'épreuve spirométrique, arrive au chiffre 1200 : sa capacité vitale ou spirométrique est donc 1200cm3. Pour déterminer quelles sont les valeurs de l'air résidual, de l'air de réserve, de l'air courant, de l'air complémentaire et enfin pour connaître quelle quantité d'air contiennent absolument ses poumons en état de dilatation maximum, nous devrons multiplier le chiffre 1200 par les coefficients que nous avons établis plus haut.

Nous obtiendrons les valeurs suivantes :

1200 × 0,314 = 376$^{cm3}$ . . . . . . air résidual
1200 × 0,393 = 471$^{cm3}$ . . . . . . air de réserve
1200 × 0,154 = 184$^{cm3}$ . . . . . . air courant
1200 × 0,453 = 543$^{cm3}$ . . . . . . air complémentaire
1200 × 1,314 = 1576$^{cm3}$ . . . . . . capacité thoracique absolue.

Nous agirons de même pour tous les sujets.

---

CHAPITRE II

## Détermination de la surface pulmonaire extérieure

On sait que la cavité thoracique est limitée latéralement et en arrière par les côtes et la colonne vertébrale : elle est fermée en bas par le diaphragme, elle n'a pas de paroi supérieure, les culs-de sac supérieurs des plèvres marquent sa limite au point de vue qui nous occupe.

Sur les parois du thorax s'insèrent les muscles destinés à l'amplifier et à provoquer sa contraction : ce sont les agents des forces thoraciques.

La surface extérieure qu'offre le thorax en se dilatant est représentée essentiellement par la surface des poumons. Nous avons tenté, d'après les dimensions données par les auteurs, de déterminer la superficie pulmonaire extérieure. Les parois thoraciques offrent une surface un peu plus vaste, très variable suivant les sujets : nous avons pensé qu'au point de vue schématique, il était préférable de déterminer la surface pulmonaire elle-même, beaucoup moins variable suivant les sujets et, en conséquence, plus facile à calculer.

Nous avons considéré les poumons comme des volumes entièrement vides, de capacité égale à la capacité pulmonaire. Cette hypothèse nous a semblé permise, car le tissu pulmonaire est spongieux et les poumons peuvent être considérés comme des réservoirs, dont les parois ont acquis un immense développement intérieur sans nuire à la capacité totale.

Les poumons ne présentant pas une forme géométrique régulière, il est impossible de déterminer exactement leur surface. On ne peut l'évaluer que d'une manière approximative.

Pour obtenir le chiffre le plus approché possible de la vérité, j'ai employé deux procédés différents, qui m'ont donné des chiffres assez voisins : la moyenne entre ces deux nombres peut être considérée comme suffisamment approchée.

Ma première méthode a consisté à mesurer la surface de deux volumes réguliers très analogues aux poumons, connaissant la capacité de ces volumes.

Par un second procédé, j'ai mesuré (aussi exactement qu'il est possible) la surface de la cavité thoracique, prise dans son ensemble.

Je n'ai recherché que deux surfaces extrêmes : l'une après l'expiration forcée, l'autre après l'inspiration forcée.

## I

*Mesure de la surface de chaque poumon pris en particulier.* — Le poumon peut être considéré dans ses deux états extrêmes : lorsqu'il est vide — c'est-à-dire lorsqu'il ne contient que l'air résidual (évalué à 1040$^{cm^3}$ par Gréhant, soit 520$^{cm^3}$ par poumon) et lorsqu'il est plein — c'est-à-dire lorsqu'après une inspiration forcée, il contient tout l'air qu'il peut contenir, soit 2175$^{cm^3}$ (4350$^{cm^3}$ étant le volume moyen de la capacité thoracique totale, d'après Gréhant). On voit que, par approximation, nous considérons les deux poumons comme égaux.

a. *Poumon relativement vide.*

Le poumon vide peut être assez exactement comparé à un cône ; cependant sa face inférieure n'est pas horizontale, puisqu'elle se dirige en arrière et en bas ; elle est un peu excavée. D'autre part, la face interne du poumon est creusée, surtout à gauche, pour loger le cœur ; enfin, le sommet est arrondi.

Ces différences font que la surface d'un cône régulier de

même contenance que le poumon sera moindre que celle du poumon lui-même.

Un poumon à l'état de vacuité doit contenir, d'après Gréhant, $520^{cm^3}$. Nous pouvons calculer les dimensions de ce cône régulier par la formule suivante :

$$520 = \frac{b \times h}{3}$$

Restent à déterminer la hauteur (h) et la base (b), d'après les mesures connues du poumon. La hauteur la plus grande de cet organe correspond à la partie la plus postérieure de sa base, tout contre la colonne vertébrale. En effet, considérons la figure suivante :

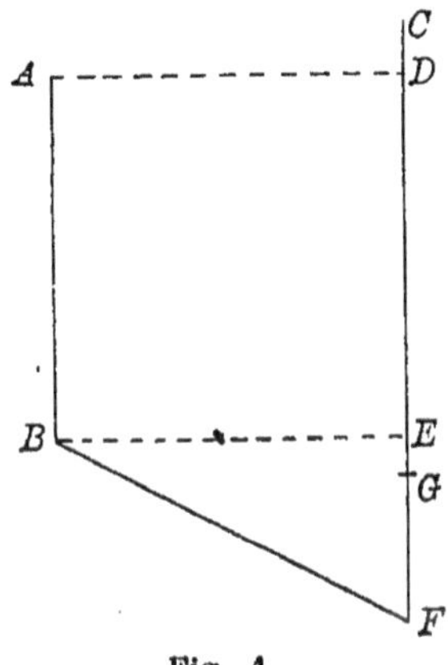


Fig. 1.

AB représente le sternum, d'une longueur moyenne de 19cm

BE le diamètre antéro-postérieur du poumon . . . . . 17cm

CF la longueur du bord postérieur du poumon en inspiration forcée . . . . . . . . . . . . . . . . 31cm

CG la longueur de ce bord postérieur en expiration forcée.

CD la distance comprise entre la projection de la fourchette sternale et le cul-de-sac pleural supérieur. . 3cm

EF la distance comprise entre le diamètre antéro-postérieur du poumon et le cul-de-sac pleural inférieur. 9cm

FG la distance dont remonte le bord inférieur du poumon pendant l'expiration forcée . . . . . . . . . 7cm

BF diamètre antéro-postérieur du diaphragme.

Pour déterminer ces mesures, j'ai suivi les indications de Sappey, qui donne pour longueur moyenne au sternum $19^{cm}$. De plus, d'après cet auteur, la plus grande longueur du bord postérieur du poumon est de $31^{cm}$; le cul-de-sac supérieur de la plèvre dépasse la première côte de $1^{cm}5$ environ, et la longueur de la colonne dorsale est de $30^{cm}$. Supposant le sternum vertical, je l'ai projeté sur cette longueur d'environ $31^{cm}$. D'après Sappey, une ligne horizontale partant de la fourchette du sternum (notre point A) irait donc, dans la situation verticale, aboutir au milieu du corps de la seconde dorsale (notre point D) : une autre ligne horizontale partant de l'appendice xyphoïde, irait atteindre le bord inférieur de la dixième dorsale (notre point E). J'ai fait coïncider, pour la facilité du calcul, la base du poumon vide avec cette ligne. La ligne CF (bord postérieur du poumon) se trouve divisée en quatre parties :

DE projection du sternum . . . . . . . . . . . . . . . $19^{cm}$

CD moitié de la 2e dorsale, 1re dorsale, cul-de-sac supérieur . . . . . . . . . . . . . . . . . . . . . . . . $3^{cm}$

EF distance entre la base du poumon et le cul-de-sac pleural inférieur. . . . . . . . . . . . . . . . . . . $9^{cm}$

EG partie de cette ligne occupée en réalité par le bord postérieur vertical du poumon vide. . . . . . . . . $2^{cm}$
(puisque, d'après Sappey, le bord postérieur du poumon ne remonte que de $7^{cm}$ en passant de l'inspiration forcée à l'expiration forcée).

Nous basant sur ces chiffres, nous pouvons déterminer la hauteur réelle du cône régulier de même contenance que le poumon vide : elle est égale approximativement à la ligne CE, soit $22^{cm}$, notre formule devient donc :

$$520 = \frac{b \times 22}{3}$$

la base de ce cône régulier serait :

$$\frac{1560}{22} = b = 70^{cm2}9$$

Reste à chercher la surface de ce cône. Un cercle de $70^{cm^2}9$ a pour circonférence :

$$29^{cm},53$$

L'apothème de ce cône sera représenté par la moyenne entre ses deux génératrices opposées, soit la moyenne entre $22^{cm}$ et $23^{cm},9$ soit enfin $22^{cm},9$.

La surface d'un cône pulmonaire serait donc :

$$29^{cm}.53 \times \frac{22^{cm},9}{2} + 70^{cm^2}9 = 330^{cm^2}11 + 70^{cm^2}9 = 409^{cm^2}$$

la surface des deux poumons ne contenant que l'air résidual serait :

$$818^{cm^2}$$

b. *Poumon plein d'air.*

Ici, la figure du poumon change : il ne peut plus être comparé à un cône, car sa face inférieure s'est considérablement abaissée : elle est devenue très oblique ; de plus elle est devenue plus plane, quoique elle soit encore un peu excavée.

Le poumon peut maintenant être considéré comme la réunion de deux cônes, accolés par une base commune : et dont les bords postérieurs sont formés par le bord postérieur du poumon (fig. 2).

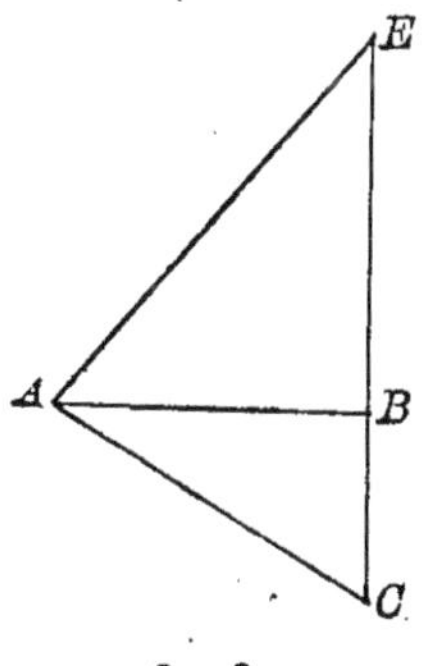


fig. 2.

La hauteur EB du cône supérieur vaut $22^{cm}$.
la hauteur BC du cône inférieur vaut $9^{cm}$.
la ligne AB a passé de 17 à $24^{cm}$ (1).

(1) L'augmentation du diamètre antéro-postérieur de la poitrine, déterminée à l'aide du *Chest measurer* de Sibson doit atteindre au moins $6^{cm},3$ (*Dictionnaire de Jaccoud*, t. XXVIII, p. 666). Nous avons adopté $7^{cm}$ en chiffre rond.

Ces deux cônes réunis doivent avoir une contenance de 2175$^{cm^3}$ : leur hauteur étant fixe, la surface de leur base doit être :

210$^{cm^2}$,6

Le volume du cône supérieur serait : 1543$^{cm^3}$,6 (210,6 × 7,33)
le volume du cône inférieur serait : 631$^{cm^3}$,8 (210,6 × 3 )

La circonférence de la base est de :

50$^{cm}$,89

La surface d'un poumon serait représentée par :

50$^{cm}$,89 × 12$^{cm}$,28 (1) + 50$^{cm}$,89 × 6$^{cm}$,81 (2) = 971$^{cm^2}$,49

soit pour les deux poumons :

1943

Les deux nombres obtenus pour représenter la surface pulmonaire à l'état de vacuité relative du thorax et à l'état de réplétion sont passibles de la même critique.

Le nombre 818 est certainement trop faible. En effet, les lignes droites, les surfaces régulièrement arrondies, le sommet aigu présentent moins de surface que la figure irrégulière du poumon : d'autre part, nous avons négligé l'obliquité de la base pulmonaire qui a une plus grande surface qu'une base horizontale. De même le chiffre 1943 est un peu faible, mais moins que le précédent, car les contours du poumon gonflé se rapprochent davantage de ceux d'une figure régulière.

## II

Dans notre second procédé de mensuration, nous considérons la cavité thoracique également dans ses deux états de vacuité relative et de réplétion, et nous divisons la surface totale en trois parties :

1° surface latérale externe, occupant toute la surface thoracique

2° surface latérale interne (faces internes des poumons).

3° surface diaphragmatique.

(1) Le nombre 12,28 représente la demi moyenne entre les lignes AE et EB, génératrices du cône AEB. C'est à peu de chose près la moitié de l'apothème de ce cône.

(2) Le nombre 6,81 peut de même être considéré comme représentant la moitié de l'apothème du cône ACB.

A. *Thorax relativement vide.*

1°. Surface latérale externe.

Le diamètre antéro-postérieur du poumon étant de 17$^{cm}$, et son diamètre transversal de 26$^{cm}$ (diamètre thoracique au niveau des 8$^{es}$ et 9$^{es}$ côtes), le périmètre d'une telle ellipse est de :

$$65^{cm},97$$

Nous avons ici un cône dont la base a la circonférence indiquée. La hauteur de ce cône est variable ; car la base est assez inclinée d'avant en arrière.

La hauteur au niveau du sternum est de 19$^{cm}$, au niveau du centre phrénique de 15$^{cm}$, au niveau du cul-de-sac pleural inférieur de 24$^{cm}$. Prenons la moyenne entre ces nombres : la surface latérale du cône thoracique ou surface pulmonaire latérale externe sera représentée par :

$$65^{cm},97 \times 9^{cm},65 = 636^{cm^2}$$

2°. La surface latérale interne de chaque poumon est un triangle irrégulier dont la base est de 17$^{cm}$ (diamètre antéro-postérieur du poumon) et la demi-hauteur 9$^{cm}$,65, comme précédemment: la surface latérale interne de chaque poumon est de:

$$17^{cm} \times 9^{cm},65 = 164^{cm^2}$$

pour les deux poumons : 328$^{cm^2}$

3°. La surface diaphragmatique pulmonaire à l'état de vacuité relative est représentée pour chaque poumon par sa base. Cette base est une ellipse dont le diamètre antéro-postérieur est 17$^{cm}$ et le diamètre transversal est de 8$^{cm}$ (1) (car ce diamètre transversal décroît beaucoup à ce niveau, où le cœur occupe la plus grande surface).

Cette surface est pour chaque poumon :

$$106^{cm^2}$$

pour les deux poumons : 212$^{cm^2}$

(1) Chiffre approximatif, d'après les indications des auteurs.

soit pour la surface pulmonaire totale dans l'état de vacuité relative :

$$1176^{cm^2}$$

B. Le même raisonnement peut être suivi pour mesurer la surface pulmonaire totale dans *l'état de réplétion du thorax :*

1°. Surface latérale externe.

Le diamètre antéro-postérieur du poumon passe de $17^{cm}$ à $24^{cm}$
le diamètre transversal passe de . . . . . . . . . . $26^{cm}$ à $30^{cm}$
(Béclard).
le périmètre de cette ellipse est de :

$$84^{cm},19 \quad (1)$$

La hauteur de ce cône est également variable ; sa base descend de $19^{cm}$ en avant jusqu'à $31^{cm}$ en arrière. La moyenne entre ces deux nombres est 25. La surface latérale externe peut donc être exprimée de la façon suivante :

$$84^{cm},19 \times 12^{cm},5 = 1052^{cm^2}$$

b. La surface latérale interne (faces internes des poumons) présente deux triangles dont la base mesure $24^{cm}$ et dont la hauteur est la même que ci-dessus : elle est donc égale pour un poumon à :

$$24^{cm} \times 12^{cm},5 = 300^{cm^2}$$

pour les deux poumons : $600^{cm^2}$

c. La surface diaphragmatique peut être fixée approximativement par le même calcul pour déterminer la surface de chaque base pulmonaire à l'état de vacuité.

Le diamètre antéro-postérieur de l'ellipse est de $24^{cm}$, le diamètre transversal a augmenté de $2^{cm}$ pour chaque poumon : la surface de chaque ellipse est de :

$$188^{cm^2}$$

pour les deux poumons : $376^{cm^2}$

(1) Ce chiffre est très voisin de celui que donnent les auteurs pour le périmètre thoracique moyen. Pour Luton, ce périmètre moyen mesure $85^{cm},7$ (*Dict. de Jaccoud*, t. XXVIII, p. 665).

Cette dernière estimation peut être confirmée, si l'on cherche à déterminer la surface du diaphragme. Ce muscle dans son état de contraction représente en effet une ellipse dont le diamètre transversal est de $22^{cm}$ (diam. transversal au niveau des douzièmes côtes), son diamètre antéro-postérieur est de $25^{cm},6$ (1).

La surface de cette ellipse est :

$$444^{cm2}$$

Nous devons retrancher de cette surface une certaine partie médiane occupée par le cœur, et l'on voit que nous ne nous écartons pas beaucoup du chiffre donné plus haut. La surface pulmonaire totale à l'état de réplétion est donc :

$$10^{dm2},52 + 6^{dm2} + 3^{dm2},76 = 2028^{cm2}$$

Ces deux nombres $1176^{cm2}$ et $2028^{cm2}$ méritent également des critiques.

En effet, le premier est trop élevé car la hauteur que nous avons adoptée en prenant la moyenne de $19^{cm}$, $15^{cm}$ et $24^{cm}$ ne représente pas la hauteur moyenne qui est plus près des deux premiers que du second, puisque la courbe du diaphragme descend très lentement.

Le chiffre $2028^{cm2}$ est trop élevé, mais d'une moindre quantité que le précédent, car la moyenne entre $19^{cm}$ et $31^{cm}$ représente presque le nombre exact.

En définitive, nos deux procédés nous ont donné des chiffres très voisins ; comme 818 est trop faible et 1176 trop fort, la moyenne entre ces deux nombres doit être très approchée ; d'autre part, comme 1943 est trop faible et 2028 trop fort, la moyenne entre ces deux nombres doit être près de la vérité.

Nous adopterons donc pour surface pulmonaire les nombres suivants :

$9^{dm2},97$ après une expiration forcée

$19^{dm2},85$ après une inspiration forcée.

(1) Ce chiffre représente la valeur de la ligne BF dans la figure 1, BF est l'hypoténuse du triangle BEF.

## III

Nous pouvons remarquer que la surface présentée par les poumons est une des moindres que ces organes pouvaient présenter après le gonflement qu'ils subissent.

En effet, si nous considérons un poumon : à l'état d'expiration forcée, il contient $520^{cm3}$, à l'état d'inspiration forcée $2175^{cm3}$.

Supposons un cône régulier d'une contenance de $520^{cm3}$ et qui aurait pour surface totale $4^{dm2},0901$, surface du poumon relativement vide.

Pour agrandir ce cône, de façon à lui donner une capacité de $2175^{cm3}$, nous disposons de trois moyens :

1° Lui attribuer une base plus grande, la hauteur restant constante, on aurait :

$$h = 22^{cm}$$

$$b = 296^{cm2},59$$

$$\text{apothème} = 24^{cm}$$

la surface totale serait : $10^{dm2},2787$

Le rapport de la surface du grand cône au petit serait :

$$\frac{10,2787}{4,0901} = 2,51$$

2° Nous pouvons agrandir notre cône en augmentant sa hauteur, la base restant constante, on aurait :

$$h = 92^{cm}$$

$$b = 70^{cm2},9$$

$$\text{apothème} = 92^{cm},1$$

la surface totale serait : $14^{dm2},3075$.

Le rapport de la surface de ce grand cône au petit serait :

$$\frac{14,3075}{4,0901} = 3,40$$

Il importait, dans le çône pulmonaire, que la surface ne grandît pas dans une aussi forte proportion, car on sait que le poids de l'atmosphère est en raison directe de la surface sur laquelle elle pèse et nous verrons que dans l'inspiration, on doit faire un certain effort pour soulever le poids de la pression atmosphérique.

Le poumon, cône irrégulier, passant d'une contenance de $520^{cm3}$ à une contenance de $2175^{cm3}$ agrandit à la fois sa base et sa hauteur et le rapport de la surface nouvelle à la surface primitive est beaucoup moindre que dans les deux cas précédents, il est égal à :

$$\frac{1985}{997} = 1,99$$

Nous avons envisagé jusqu'ici la surface pulmonaire réelle: il faudrait encore, pour déterminer le poids qu'exerce l'atmosphère sur la poitrine humaine, tenir compte de ce fait que la surface pulmonaire est recouverte par les parois thoraciques et par le diaphragme: ce dernier étant encore recouvert par une partie de la paroi abdominale.

Ce revêtement augmente la surface pulmonaire, en raison de son épaisseur.

Chez la femme, par exemple, ce revêtement est augmenté surtout par la présence des mamelles et par ce fait que le tissu adipeux est plus abondant chez elle ; mais, en compensation, la surface pulmonaire est moins développée, car les poumons ont des dimensions plus petites.

Chez les obèses, au contraire, la surface thoracique est soulevée sans compensation du côté de la surface pulmonaire. Cette augmentation de surface, ajoutée au poids des parois thoraciques à soulever, doit entrer pour une bonne part dans la dyspnée assez fréquente chez ces sujets.

## IV

Des nombres auxquels le calcul nous a fait arriver et qui représentent approximativement la surface pulmonaire dans ses deux états extrêmes, nous pouvons tirer deux ordres de rapports, sans lesquels nous ne pourrions résoudre la plupart des questions de thoracodynamométrie.

En effet, chez un homme moyen la surface thoracique est de $1000^{cm^2}$ quand la poitrine est relativement vide, et passe à $2000^{cm^2}$ (en chiffres ronds) lorsque la poitrine est pleine. Nous avons pu fixer ces chiffres d'après les mesures données par les anatomistes et les physiologistes : mais ces auteurs n'ont mensuré que les états extrêmes du poumon. Or, lorsque nous aurons besoin d'évaluer la surface thoracique dans un état de réplétion intermédiaire entre les deux états extrêmes, nous n'aurions aucun élément pour résoudre le problème si nous n'utilisions pas le rapport qui existe entre les chiffres obtenus précédemment. Voici la relation qu'on peut en tirer :

Lorsque la poitrine ne contient pas d'air inspiré, la surface thoracique égale $1000^{cm^2}$ ; lorsque la poitrine contient $3310^{cm^3}$ d'air inspiré, cette surface égale $2000^{cm^2}$. Nous admettrons que le poumon passant de l'état de vacuité à l'état de réplétion, garde une forme identique, autrement dit que les formes du poumon, dans ces deux stades, sont semblables entre elles. Au regard d'un mathématicien, cette hypothèse est fausse, d'après la figure que nous avons attribuée au poumon, et surtout parce qu'elle ne peut être démontrée. Nous sommes forcés d'accepter cette approximation : sans elle le problème resterait insoluble : d'ailleurs elle n'est pas irrationnelle.

Nous pouvons donc dire que chaque centimètre cube d'air inspiré, par le sujet moyen, produit une augmentation de $0^{cm^2},3021$ de sa surface pulmonaire (1).

(1) $3310^{cm^3}$ d'air inspiré produisant une augmentation de surface de $1000^{cm^2}$. $1^{cm^3}$ produit une augmentation de $0^{cm^2},3021$.

Exemple : le sujet ayant fait uné inspiration de 530$^{cm3}$, sa surface thoracique sera de :

$$1000^{cm2} + (530 \times 0{,}3021) = 1160^{cm2}$$

Autre question : Déterminer la surface thoracique d'un sujet dont la capacité thoracique est différente de 3310$^{cm3}$, chiffre moyen obtenu par Gréhant.

En adoptant d'une façon générale les rapports fixés par cet auteur entre l'air résidual, l'air complémentaire, la capacité absolue du thorax etc., nous avons pu déterminer ces valeurs chez les différents sujets, d'après le résultat de l'épreuve spirométrique. Nous pourrons donc toujours chez un sujet fixer la valeur de l'air résidual — capacité du thorax relativement vide — et la valeur de la capacité absolue du thorax — après l'inspiration maxima.

Pour déterminer la superficie thoracique d'un sujet, quand sa poitrine ne contient que l'air résidual, nous appliquerons le rapport suivant, déduit des calculs précédents :

$$\frac{\text{Surface}}{\text{Volume}} = \frac{1000}{1040} = 0{,}96$$

Nous obtiendrons de même la superficie thoracique lorsque le thorax est gonflé au maximum, en appliquant ce rapport :

$$\frac{S}{V} = \frac{2000}{4350} = 0{,}46$$

Ces rapports sont ceux qui existent entre la surface et le volume du thorax, chez le sujet pris comme exemple précédemment : nous croyons avoir le droit de les appliquer à tout autre sujet, car les poumons normaux ont toujours la même forme et peuvent être considérés comme semblables à tous leurs états de dilatation.

Prenons, par exemple, un enfant dont l'expiration forcée

dans le spiromètre représente $1500^{cm^3}$ : son air résidual est représenté par l'expression suivante :

$$1500 \times 0,314 = 471^{cm^3}$$

sa surface thoracique à ce moment est de :

$$471 \times 0,96 = 452^{cm^2}$$

sa capacité thoracique absolue — après inspiration maxima est de :

$$1500 \times 1,314 = 1971^{cm^3}$$

sa surface thoracique à ce moment est de :

$$1971 \times 0,46 = 906^{cm^2}$$

La surface thoracique de cet enfant passe donc de $452^{cm^2}$ à $906^{cm^2}$ ; le rapport entre ces deux nombres est presque le même que celui qui existe entre 1000 et 2000 ; la petite différence entre ces deux rapports tient à l'approximation inévitable des opérations arithmétiques.

Pour connaître la surface thoracique de cet enfant dans les états intermédiaires, nous admettons que par chaque centimètre cube d'air inspiré, les poumons augmentent leur surface de $0^{cm^2},3021$ : cette hypothèse est permise puisque nous admettons l'identité du tissu pulmonaire chez les individus normaux.

En conséquence, lorsque l'enfant pris comme exemple aura inspiré $200^{cm^3}$, sa surface thoracique sera représentée par :

$$452 + (200 \times 0,3021) = 512^{cm^2}.$$

## CHAPITRE III

# Importance capitale de l'orifice respiratoire

L'inspiration, avons-nous dit, peut être considérée comme la dilatation du sac thoracique, à l'intérieur duquel s'établit une pression inférieure : l'air de l'atmosphère est alors appelé à remplir le sac dilaté, pour y rétablir l'équilibre entre les pressions intra et extra-thoraciques.

Or, cette dilatation, suivie de l'irruption de l'air ambiant, est un phénomène mécanique complexe, dont nous devons étudier les différents éléments.

Le phénomène essentiel qui a lieu ici, c'est un écoulement de gaz à travers un orifice, écoulement occasionné par une différence de pression entre l'atmosphère et l'intérieur de la cavité thoracique.

L'écoulement des gaz dans ces conditions est régi par la formule théorique suivante :

$$V = s\ v\ t$$

dans laquelle $V$ représente le volume de gaz écoulé,
$s$ la section de l'orifice,
$v$ la vitesse de l'air,
$t$ le temps de l'écoulement, exprimé en secondes.

Nous voyons, d'après cette formule, que le volume d'air inspiré est le produit de trois facteurs :

la *section de l'orifice,*
la *vitesse de l'air,*
le *temps de l'inspiration.*

Dans l'analyse de la respiration (ou seulement de l'inspiration, qui en est l'acte de beaucoup le plus important), nous devons faire entrer en ligne de compte un autre facteur essentiel : la *force thoracique dépensée.*

Examinons donc la nature et le rôle de chacun de ces facteurs de l'acte inspiratoire.

Pour la plus grande facilité du raisonnement et de la description, nous pouvons comparer la cavité thoracique au schéma suivant, représentant un tronc de cône, dont la base supérieure, munie d'un orifice, est mobile dans le sens vertical.

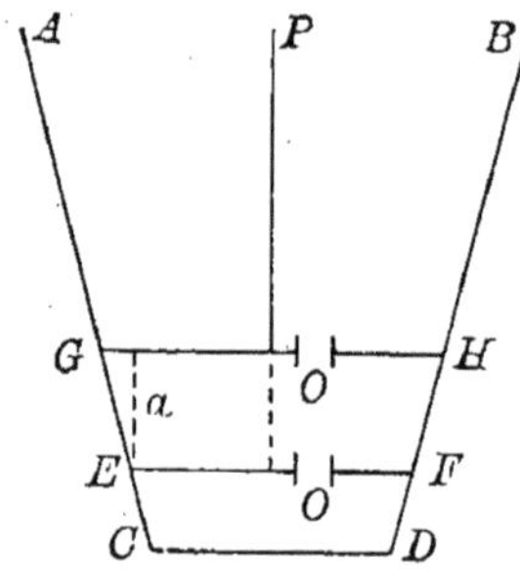


Fig. 3.

Le tronc de cône A B C D est un corps de pompe dans lequel se meut un piston P qui peut être élevé de E F en G H. Ce piston est percé d'un orifice O. Au-dessous de la position de repos E F du piston se trouve un espace E C F D.

La surface supérieure du piston grandit à mesure qu'elle s'élève car A C et B D sont des parois divergentes : elle représente la paroi thoracique. O est l'orifice respiratoire schématique.

L'espace G E F H est la capacité du thorax (pour l'air inspiré), E C F D est l'espace réservé à l'air résidual.

Enfin l'espace A G B H communique librement avec l'atmosphère.

La ligne pointillée *a* représente la course du piston lorsqu'il passe de la position E F à la position G H. Nous supposerons que la pression intérieure ou extérieure ne s'exerce que sur les faces du piston.

Le fonctionnement de cet appareil est simple : grâce à la

cavité E C F D, le corps de pompe n'est jamais vide d'air, et lorsque le piston quitte la position E F pour s'élever, il y a équilibre entre les pressions qu'il supporte sur ses deux faces, mais dès que le piston s'élève, l'air contenu dans le corps de pompe se dilate et la pression s'abaisse : l'air extérieur pénètre alors par l'orifice.

Lorsque le piston est arrivé en G H (et cette élévation s'accomplit d'un mouvement uniforme), le corps de pompe est rempli d'air à la pression atmosphérique : en s'abaissant, le piston comprime cet air qui est expulsé par l'orifice : ces deux mouvements représentent l'inspiration et l'expiration.

La valeur de *a* peut être déterminée facilement, en effet, c'est la hauteur du tronc de cône G E F H dont la capacité est connue (capacité thoracique), et dont les deux bases E F et G H, représentant la paroi thoracique relativement vides ou pleines sont également connues. Nous admettons que le poids du piston est égal à la résistance du thorax à la dilatation (c'est un élément constant) ; nous admettons aussi que la pression atmosphérique ne pèse que sur la face supérieure du piston (c'est un élément variable).

Nous analyserons successivement chacun des quatre éléments de l'acte inspiratoire, en commençant par définir, au point de vue mécanique, l'emploi et le rôle de la force thoracique.

A). *Force thoracique.*

Les agents de cette force sont les muscles à insertions thoraciques et le diaphragme. Leur rôle est de dilater les parois de la poitrine. Ils ont d'abord à vaincre la résistance du tissu pulmonaire, puis à déplacer les parois thoraciques. Nous ne nous occuperons pas de déterminer la valeur de ce poids, constant chez chaque sujet, et analogue pour les différents individus.

Mais la force thoracique doit vaincre une autre résistance bien plus variable que la première et dont nous nous efforcerons de déterminer les variations : c'est le poids de l'atmosphère. A l'état de repos, lorsque le piston est en E F, la pression de l'atmosphère s'exerce également sur ses deux parois : il y a équilibre. Supposons que ce piston ne soit pas muni d'un orifice et qu'il s'élève : à mesure qu'il se déplace, la cavité qu'il détermine dans le corps de pompe contient de l'air à une pression de plus en plus basse (loi de Mariotte); la pression atmosphérique garde néanmoins toute sa valeur, et lorsque ce piston non perforé sera arrivé en G H, il n'y aura plus équilibre entre la pression *h* de l'espace G E F H qui s'exercera sur sa paroi inférieure, et la pression atmosphérique H qui pésera sur sa paroi supérieure. Le piston supportera la pression de l'atmosphère, diminuée de la pression de l'air du corps de pompe, soit :

$$(H - h)\, d\, s$$

*d* étant la densité du mercure,
*s* la surface de la paroi supérieure du corps de pompe.

On comprend facilement que plus la différence sera grande entre *H* et *h*, plus le poids sera lourd.

Mais le piston est muni d'un orifice. A mesure qu'il s'élève, la différence des pressions s'accuse comme précédemment, mais cette différence est bien moins marquée, car l'air extérieur, tendant à rétablir l'équilibre, fait irruption dans le corps de pompe en passant par l'orifice.

La différence entre les pressions étant moins grande, le poids à soulever sera moins lourd.

Pendant tout le temps de la dilatation, l'air intérieur sera à une pression plus basse que l'air extérieur, et l'irruption de l'air aura lieu : aussitôt ou presque aussitôt le mouvement de dilatation terminé l'équilibre se rétablira. Nous venons de montrer qu'il s'agit ici d'un poids à soulever : il s'agit donc d'un travail mécanique à effectuer, travail que nous pouvons évaluer en kilogrammètres par la formule suivante :

$$(H - h)\, d\, s \times a$$

*a* représentant la hauteur à laquelle s'élève le piston. Mais ce travail mécanique n'est pas simple, car le poids à élever est nul au début, et atteint son maximum au moment où la dilatation cesse. De même, la surface du piston augmente en s'élevant. Quand nous chercherons à résoudre cette équation, nous verrons quelles approximations sont rendues nécessaires du fait de ces circonstances.

*Effets des variations de la force thoracique dépensée.* Comme nous avons admis que le mouvement d'élévation du piston est un mouvement uniforme, si nous considérons l'unité de force thoracique, toutes choses égales d'ailleurs, le piston s'élève de E F en G H en un temps $t$, et un volume V d'air passe avec une vitesse $v$ par l'orifice O.

La force étant moindre que l'unité, le mouvement d'élévation du piston s'effectue en un temps plus grand que le temps $t$, la vitesse $v$ est plus petite et un volume moindre que V pénètre par l'orifice O.

La force étant plus grande que l'unité, le mouvement d'élévation du piston s'effectue en un temps plus court que $t$, la vitesse $v$ est plus grande et le volume V pénètre par l'orifice O, en un temps plus court.

B). *Section de l'orifice.*

Nous avons vu que le piston est percé d'un orifice par lequel passe l'air attiré dans le corps de pompe par la différence des pressions.

*Effets des variations de la section de l'orifice.* L'orifice étant égal à l'unité, nous avons vu que le volume V s'écoule dans le corps de pompe avec une vitesse $v$ dans un temps $t$.

L'orifice étant moindre que l'unité,

*a*) la différence entre les pressions est plus considérable pour une même dilatation, car l'air extérieur ne peut pénétrer assez largement dans le corps de pompe;

*b*) le poids du piston à soulever est plus lourd en raison de la différence des pressions; à force égale, la dilatation est moins grande dans le temps $t$ : un volume moindre que V pénètre dans le corps de pompe;

*c*) la vitesse est plus grande comme nous le verrons bientôt.

L'orifice étant plus grand que l'unité,

*a*) la différence entre les pressions est moins marquée pour une même dilatation, car l'air extérieur peut pénétrer largement dans le corps de pompe;

*b*) le poids du piston à soulever est moins lourd; à force égale, la dilatation s'effectue dans un temps moindre que $t$; elle est donc plus rapide et le volume V s'écoule plus rapidement;

*c*) La vitesse de pénétration de l'air est moins grande.

On voit donc en définitive que l'orifice régit le temps de la dilatation et la vitesse de l'air, pour une force dépensée égale.

C). *Vitesse de pénétration de l'air.*

La vitesse de pénétration de l'air est le résultat de la différence entre les pressions intérieure et extérieure : on a en effet :

$$v = \sqrt{2\,g\,(H - h)} \text{ (1)}$$

Analysons donc les éléments qui entrent dans la production de la vitesse et qui influent sur elle.

Par le fait de l'élévation du piston dans un temps $t$, un volume V se trouve vacant : si, la vitesse ainsi déterminée étant $v$, le débit de l'orifice O dans le même temps est précisément V, il y aura synchronisme entre la dilatation et l'introduction de l'air : chaque unité de volume vacant sera immédiatement occupée par l'air extérieur appelé. Dans ce cas, la vitesse sera presque nulle, car la différence entre les pressions intérieure et extérieure sera des plus minimes.

Si l'orifice est plus petit, l'air extérieur ne pourra se rendre rapidement à l'appel du vide intérieur : la différence entre les pressions sera plus considérable, la vitesse sera plus grande.

Si l'orifice est plus grand, l'air pénétrera largement et la vitesse sera presque nulle : car cet air pénétrera plutôt par diffusion que par différence entre les pressions.

Un autre élément fait varier la vitesse de pénétration de l'air : c'est le temps de la dilatation ou la force dépensée. En

(1) $g$ étant l'accélération due à la pesanteur. Cette formule est l'adaptation à notre cas de la formule de Torricelli pour l'écoulement des liquides.

effet, nous venons de voir qu'il y a synchronisme quand, dans le temps *t*, le débit de l'orifice est pour une vitesse *v*, égal au volume V néoformé par le fait de la dilatation; supposons maintenant que cette dilatation puisse s'effectuer dans un temps moindre de moitié, alors le débit de l'orifice — quoique augmenté grâce à la vitesse nouvelle — ne pourra suffire comme précédemment à remplir aussi rapidement le volume néoformé. D'où différence notable entre les pressions et augmentation de la vitesse.

On voit par ce qui précède que l'augmentation de la vitesse peut compenser dans une certaine mesure le désavantage causé par la présence d'un orifice étroit ; et l'on peut concevoir le cas où le débit d'un grand orifice avec faible vitesse serait égal au débit d'un petit orifice avec grande vitesse.

D. *Temps de la dilatation.*

Le temps pendant lequel la dilatation s'effectue constitue un élément de grande importance. En effet, toutes choses égales d'ailleurs, le volume d'air inspiré est en raison directe du temps de l'inspiration : pour un temps double, il y a écoulement d'un volume double.

Mais, comme nous le verrons bientôt, plus l'inspiration est ample et plus elle exige un grand travail mécanique : elle nécessite un *effort*. Or l'effort est presque toujours de courte durée pour deux raisons : un effort court exige une moindre dépense de force; une inspiration courte augmente la vitesse de pénétration de l'air. Les *efforts* interviennent lorsque le besoin d'air est plus grand.

Mais pour que l'effort inspiratoire procure un réel avantage, il faut que l'orifice respiratoire soit assez vaste. S'il est étroit, au contraire, l'effort est plus pénible et l'écoulement d'air est peu abondant. Il est suffisant néanmoins pour remplir, en se dilatant, la cavité que lui offre le thorax, mais le poids absolu de cet air dilaté est bien inférieur à celui d'un même volume d'air à la pression ambiante, c'est-à-dire non dilaté.

Nous aurons l'occasion de revenir sur ce sujet et de contrôler les données précédentes, en examinant nos tracés pneumographiques.

***

Nous ne nous arrêterons pas à analyser l'expulsion de l'air ou l'expiration, car dans cet acte, qui a pour effet d'expulser un air déjà utilisé, le piston s'abaisse à peu près passivement, entraîné par la rétractilité du tissu pulmonaire.

Si nous transportons dans le domaine de la physiologie les données mécaniques qui précèdent, nous verrons que, toutes choses égales d'ailleurs, un élément domine dans l'acte inspiratoire : c'est l'orifice respiratoire ; c'est la section de l'orifice qui règle l'amplitude du mouvement de dilatation du thorax : en effet, notre force est limitée, et le mouvement inspiratoire, véritable travail mécanique, doit s'arrêter au moment où la différence entre les pressions devient trop considérable ; cette différence, nous l'avons vu, est d'autant plus forte que l'orifice est plus étroit : l'amplitude de la dilatation étant moindre, on comprend que l'air inspiré soit moins abondant.

D'autre part, pour prendre un même volume d'air, le sujet porteur d'un orifice respiratoire rétréci, doit prolonger sa dilatation thoracique et par conséquent dépenser une force supérieure. Nous verrons plus loin comment cette force est utilisée.

Une circonstance vient compenser, comme nous l'avons dit, ce désavantage, c'est l'augmentation de la vitesse qui se produit lorsque l'orifice se rétrécit.

Un exemple montrera comment l'augmentation de la vitesse peut compenser dans une certaine mesure le désavantage inhérent à un petit orifice. Nous verrons plus loin que le volume d'air inspiré par l'orifice bi-narinaire est plus faible dans le même temps et par le même effort, que la somme des volumes inspirés par chacun des orifices narinaires inspirant séparément. En effet, chacun des orifices narinaires est évidemment moindre que leur somme, mais la vitesse de l'air est plus grande pour chacun d'eux, en raison de leur étroitesse relative, et la vitesse plus grande compense en partie le désavantage de l'orifice étroit. De sorte que si l'on représente par $n$ une narine et par $2n$ l'orifice bi-narinaire, on aura l'équation suivante :

$$(n + n)\, d = 2\, n$$

$d$, que nous appellerons le coefficient de déperdition narinaire, est le nombre (plus petit que l'unité) par lequel il faut multiplier la somme des orifices mono-narinaires pour obtenir la valeur de l'orifice bi-narinaire.

On peut conclure de ce fait qu'un sujet respirant par une seule narine pourra inspirer un volume d'air beaucoup plus grand que la moitié du volume procuré par l'orifice bi-narinaire complet.

Autre exemple : Par un même effort inspiratoire et dans un temps égal, le volume d'air inspiré par la bouche largement ouverte et par le nez est presque égal, car la vitesse de pénétration de l'air par le nez est beaucoup plus grande que celle de l'air qui pénètre par la bouche. Pour mettre à profit le large orifice offert par la bouche ouverte au maximum, il faut déterminer une certaine vitesse et faire une inspiration ample et rapide, comme celle du bâillement, autrement dit, faire un effort.

Ces considérations sont fort importantes en ce qui concerne la respiration, car il est facile de constater que si presque tous les sujets normaux possèdent relativement une force thoracique égale, tous ne possèdent pas à beaucoup près un orifice respiratoire égal, comme nous le verrons dans le chapitre suivant.

## II

Le schéma qui nous a représenté le mécanisme de la respiration ne figure que la respiration à l'air libre. Une petite complication s'ajoute, si nous considérons la respiration dans un espace fermé. En effet, le schéma précédent est modifié de la manière suivante : une cloison A B vient fermer l'espace G A B H. Le réservoir dans lequel l'air est puisé, lors de la respiration à l'air libre, c'est l'atmosphère, un

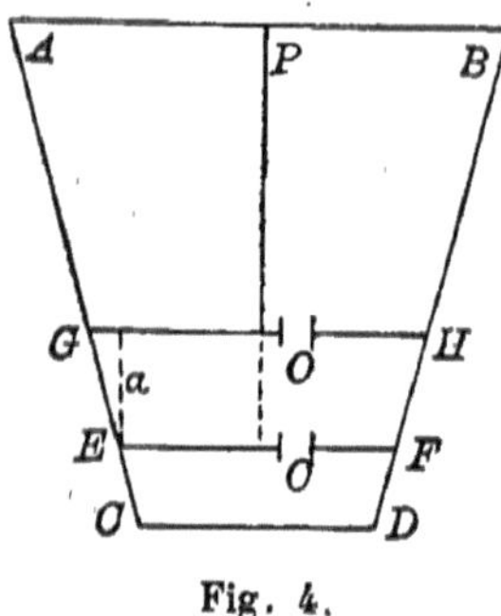


Fig. 4.

réservoir infini. Dans la figure ci-dessus, le réservoir est limité, c'est l'espace G A B H.

En étudiant ce qui a lieu pendant une inspiration (une élévation du piston de E F en G H) nous pouvons étendre les mêmes conditions aux inspirations suivantes. En effet, au point de vue physique, la quantité d'air rejetée par l'expiration est très sensiblement égale à la quantité d'air inspirée : le volume total ne change pas.

Dans les conditions du schéma ci-dessus, c'est-à-dire la dilatation s'effectuant dans un espace fermé, on voit que l'air contenu dans l'espace supérieur G A B H s'introduit dans l'espace inférieur G E F H. Le volume total des deux espaces est égal au volume que présentait l'espace E A F B lorsque le piston était au repos, en E F, avant toute élévation.

La pression de l'air contenu dans l'espace supérieur ne changerait pas (elle resterait égale à la pression atmosphérique) s'il y avait synchronisme absolu entre la dilatation de l'espace inférieur et sa réplétion.

Il n'en est pas ainsi, comme nous l'avons dit plus haut.

Une expérience de Paul Bert met bien en lumière ce défaut de synchronisme. Un animal est placé sous une cloche hermétiquement fermée et communiquant par une tubulure avec un tambour inscripteur qui donne les variations de pression dans la cloche. Si l'air extérieur et l'air intra-pulmonaire réalisaient instantanément leur équilibre (autrement dit si un espace thoracique vacant était instantanément rempli par un volume égal), cet appareil ne marquerait aucune variation de pression, car peu importe que l'air soit au dedans ou au dehors de l'animal. Mais il n'en est rien, on voit en effet l'appareil enregistreur accuser des augmentations pendant les mouvements de pression d'inspiration, ce qui indique que l'air ne se précipite pas assez vite dans le poumon dilaté et que par suite il se trouve comprimé lui-même dans la cloche par le mouvement d'expansion du thorax. Pendant l'expiration, le contraire a lieu : il y a manque d'équilibre en sens inverse, et la dilatation de l'air de la cloche indique que l'air n'est pas expulsé assez vite du thorax pour remplir le volume devenu vacant par suite de la contraction thoracique.

Ce manque d'équilibre n'existe que pendant les mouvements respiratoires : à la fin de l'inspiration et de l'expiration, cet équilibre se rétablit rapidement, peut-être par l'introduction d'une infime quantité d'air après la dilatation thoracique et sûrement grâce à la différence de température entre le milieu ambiant et le milieu intra-thoracique, car l'air en pénétrant à l'intérieur du thorax se dilate.

Ce défaut de synchronisme entre la dilatation thoracique et l'introduction de l'air tient à la petite dimension de l'orifice respiratoire : il a pour résultat de prolonger l'inspiration, circonstance utile à la circulation.

Quoi qu'il en soit, pendant l'inspiration, les parois thoraciques en se dilatant compriment l'air extérieur, lorsque la respiration a lieu dans un espace fermé ; à l'air libre, cette compression s'exerçant sur l'infini est nulle.

On comprend que plus l'espace dans lequel un sujet respire est exigu, et plus la pression produite par l'inspiration sera élevée. Le degré de cette compression est fort minime. Il n'en augmente pas moins le poids que les parois thoraciques ont à soulever : il exige un travail mécanique un peu plus grand : en définitive, une dépense musculaire un peu supérieure.

La différence est négligeable pour une inspiration ; mais l'homme respire 18 fois par minute en moyenne, soit 1080 fois par heure. Au bout d'un certain temps, la dépense de force a été un peu plus grande et les inspirations deviennent moins amples : d'où une moindre absorption d'oxygène.

De là vient la différence qu'on sent fort bien si l'on respire dans une chambre petite, à plafond bas, ou si l'on respire, au contraire, au bord de la mer ; en supposant que l'air ait la même composition chimique et l'on sait que la composition centésimale de l'air est partout la même.

A cette petite difficulté physique s'ajoute la question d'air confiné et appauvri : mais ce sont là des considérations d'ordre chimique ; nous avons simplement voulu établir les différences d'ordre physique qui existent entre la respiration à l'air libre et la respiration dans une chambre étroite.

## III

Nous venons d'étudier les conditions mécaniques d'une inspiration : nous devons maintenant rechercher ce qui se produira au bout d'une série d'inspirations.

La respiration a pour but d'introduire dans le thorax une certaine quantité d'air, dont une partie de l'oxygène est absorbée. On sait, en effet, qu'à 100 volumes d'air l'organisme soustrait 5,5 d'oxygène.

En conséquence, plus grande sera la quantité d'air qui passera par le poumon en un temps donné, plus grande sera la quantité d'oxygène absorbée, et nous avons vu que la quantité d'air inspirée en un temps donné dépend, toutes choses égales d'ailleurs, de la grandeur de l'orifice.

En effet, prenons deux sujets de force thoracique égale et de capacité respiratoire identique; plaçons-les dans les mêmes conditions ; si leurs orifices respiratoires sont égaux, nous pouvons admettre qu'ils auront inspiré la même quantité d'air en un temps donné, à condition qu'ils aient fait pendant ce temps un même nombre d'inspirations de force égale.

Ces mêmes conditions étant de nouveau réunies, prenons deux sujets dont les orifices respiratoires soient entre eux comme un est à deux. Nous pouvons admettre qu'au bout d'un temps donné, le porteur de l'orifice double aura fait passer dans son thorax un volume d'air double du premier ; enfin, si le porteur de l'orifice le plus large se trouve dans les conditions normales, le porteur de l'orifice le plus étroit aura donc éprouvé une déperdition d'oxygène considérable, équivalant à la moitié de la ration nécessaire.

Mais de même que le cœur lutte contre le trouble circulatoire causé par le rétrécissement d'un de ses orifices et établit une compensation, de même le thorax lutte contre l'obstruction totale ou partielle de l'orifice respiratoire normal. La compensation qui s'établit ici ne se crée pas à l'insu du sujet : souvent la volonté intervient pour l'instituer.

La compensation peut se faire au moyen de deux procédés, employés simultanément presque toujours :

*a*) l'augmentation du nombre des respirations.

*b*) l'intervention d'efforts inspiratoires.

On comprend en effet que si un sujet peut faire au moyen d'un orifice normal une inspiration de $500^{cm^3}$, il aura fait passer par ses poumons en une minute, à raison de 16 aspirations,

$$500 \times 16 = 8000^{cm^3}$$

Un autre sujet ne possédant qu'un orifice respiratoire moindre de moitié n'inspire à chaque dilatation thoracique que $250^{cm^3}$ ; s'il a besoin d'inspirer $8000^{cm^3}$ comme le premier sujet, il y arrivera en faisant non pas 16, mais 32 mouvements de dilatation en une minute, on a en effet

$$250 \times 32 = 8000^{cm^3}$$

Pour ce qui concerne l'énergie respiratoire, nous verrons plus loin quelles relations existent entre la force thoracique nécessaire et les orifices de valeur différente. Il nous suffit d'indiquer ici qu'en employant une force inspiratoire plus grande, le sujet peut inspirer un plus grand volume d'air.

L'étude d'une série de respirations ne peut être faite qu'à l'aide du tracé pneumographique, qui confirme les données précédentes sur la compensation thoracique. Nous reproduirons dans le chapitre suivant plusieurs tracés démonstratifs.

## IV

On sait que les modifications alternatives et rythmiques de la pression de l'air intra-thoracique agissent mécaniquement sur tous les organes situés dans le thorax et dans l'abdomen.

Examinons d'abord les effets mécaniques de la respiration sur les organes thoraciques. Les résultats de ces changements de pression au point de vue de la circulation pulmonaire ont été élucidés par d'Arsonval (1). Le poumon, lors de la dilatation thoracique, est soumis à une aspiration constante (nous avons insisté sur le défaut de synchronisme entre la dilatation et l'introduction de l'air) : on voit donc que le parenchyme pulmonaire se trouve situé entre deux vides : le vide pleural et le vide intra-pulmonaire, et que, par suite, les vaisseaux placés dans l'épaisseur des parois alvéolaires doivent être dilatés. La surface externe de ces vaisseaux est plongée dans un espace raréfié qui les force à se maintenir béants. Pendant l'inspiration, le sang et l'air se précipitent donc l'un au-devant de l'autre. Dans le lobule primitif, ces phénomènes sont plus importants encore : on sait que ce lobule ne communique avec le bronchiole que par un orifice plus étroit que sa propre cavité : au moment de l'inspiration, le vide doit donc tendre à se produire dans le lobule dilaté, car le canalicule d'entrée constitue une sorte de douille insuffisante pour le

(1) D'Arsonval. Recherches théoriques et expérimentales sur le rôle de l'élasticité du poumon (*Thèse de Paris* 1877).

soufflet alvéolaire qui ne se remplit pas tout d'un coup. Pendant ce temps, le sang, appelé par le vide alvéolaire, se précipite et son acide carbonique se dégage dans l'air raréfié. Dans l'expiration, au contraire, et pour la même raison, l'étroitesse du canalicule, l'air du lobule est légèrement comprimé et l'oxygène de l'air se fixe dans le sang.

De ces recherches si intéressantes, d'Arsonval a déduit les lois suivantes :

Le vide thoracique dilate les vaisseaux par aspiration excentrique de leurs parois ;

Il diminue, par suite, la résistance à la circulation à travers le poumon ;

En supprimant le vide thoracique ou en le remplaçant par une pression, on arrête la circulation pulmonaire.

Si ces conditions aident admirablement à l'hématose et si une respiration normale maintient la régularité de ce système, une respiration anormale apporte dans son fonctionnement des troubles faciles à déduire.

Si l'orifice est rétréci, la dilation perd de son amplitude et les vaisseaux pulmonaires se dilatent moins. Mais nous avons vu que la nature réagit contre cette diminution de la respiration. La compensation, avons-nous dit, peut s'établir par l'augmentation du nombre des mouvements respiratoires ou de leur énergie. Dans ce premier cas les alternatives de béance et de dépression des vaisseaux pulmonaires sont plus nombreuses; dans le second elles augmentent d'intensité.

Croit-on que cette sorte de surmenage imposée au système vasculaire du poumon soit sans inconvénient, quand on songe que ce trouble est continuel, qu'il se renouvelle plus de 20.000 fois en 24 heures et qu'il dure des années. Ne peut-on supposer qu'il y ait là la source de quelques lésions organiques ou réflexes de l'organe respiratoire ?

L'influence des changements de pression intra-thoracique sur la circulation n'est pas moins intéressante à étudier.

On sait que la plus grande partie du système circulatoire

est située dans le thorax : cette cavité contient en effet le cœur, la petite circulation, l'origine et la fin de la grande circulation.

On connaît la grande influence de l'aspiration thoracique sur le cours du sang veineux. Elle est due à l'aspiration exercée par le vide inspiratoire sur les oreillettes et les veines principales. On comprend que le vide intra-thoracique puisse facilement dilater les oreillettes, poches molles et dépressibles : l'oreillette dilatée mécaniquement, réagit pour entrer en systole, puis se laisse de nouveau dilater. La dilatation de l'oreillette appelle le sang veineux d'autant plus facilement que les veines subissent dans le thorax la même dilatation passive que l'oreillette au moment de l'inspiration. L'appel du sang veineux se produit dans les veines sus-hépatiques, quoique ces veines soient situées dans l'abdomen, et l'on sait que les pressions sont alternativement inverses dans le thorax et dans l'abdomen.

L'influence de la respiration sur la circulation hépatique a été bien étudiée par Rosapelly (1). Cet auteur a constaté que l'inspiration fait baisser la pression dans les veines sus-hépatiques et dans la région de la veine cave où elles débouchent, tandis qu'elle élève la pression dans les autres veines abdominales. Les influences de la respiration sur la pression dans les veines sus-hépatiques, sont accrues lorsque le passage de l'air est gêné. Les choses se passent donc à l'orifice veineux du diaphragme comme à l'entrée des veines jugulaires en haut du thorax.

Sur les vaisseaux artériels, l'influence de la respiration est également sensible. Pendant l'expiration, l'impulsion donnée au sang artériel par la contraction ventriculaire est augmentée de toute la pression positive de l'air intra-thoracique. Pendant l'inspiration, au contraire, le vide intra-thoracique tend à ralentir le cours du sang artériel.

Ces modifications ont été nettement constatées par Marey (2).

(1) Rosapelly. Recherches théoriques et expérimentales sur les causes et le mécanisme de la circulation du foie. *Thèse de Paris* 1873.

(2) Marey. La circulation du sang.

Quand on tient la bouche fermée et qu'on rétrécit l'ouverture des narines pour gêner le passage de l'air respiré, on voit la ligne d'ensemble du tracé s'abaisser pendant l'inspiration et s'élever dans l'expiration. (On sait que l'élévation de la ligne d'ensemble du tracé signifie que la pression constante s'élève dans l'artère, l'abaissement que cette pression s'abaisse). Le type abdominal de la respiration donne lieu à des effets directement inverses.

Les battements du cœur lui-même sont directement influencés par les mouvements respiratoires. Non seulement la respiration fait varier la ligne d'ensemble du tracé cardiographique, mais elle donne aux pulsations qui se produisent pendant l'inspiration une amplitude et une forme différentes de celles de l'expiration. L'arrêt de la respiration produit un ralentissement des battements du cœur et une diminution de leur intensité; ces modifications s'expliquent par la difficulté plus grande du passage du sang au travers du poumon, lorsque l'inspiration ne vient pas dilater les vaisseaux pulmonaires. Après un effort, le ventricule gauche fait sentir violemment son action et le sang de l'oreillette se précipite avec violence au moment où commence le diastole. Pendant l'inspiration profonde, les battements du cœur se ralentissent. François-Franck, qui a obtenu ce résultat sur lui même, explique ce fait par l'opposition que met le vide énorme qui se produit, à la dilatation des oreillettes.

Enfin, si l'on respire par un tube étroit, le rapport des battements du cœur et des mouvements respiratoires est changé; en même temps que la respiration devient plus rare, les battements deviennent plus fréquents.

On voit donc en définitive que les perturbations du rythme respiratoire devront amener dans le système circulatoire entier des troubles intenses.

Les organes éloignés du thorax subissent aussi l'influence des mouvements respiratoires. On sait que les mouvements produisent des oscillations du liquide céphalo-rachidien jusque dans la cavité crânienne et Fr.-Franck (1) a eu l'occasion d'étudier graphiquement les mouvements alternatifs d'expansion et de resserrement du cerveau dans leurs rapports avec la respiration chez une jeune femme qui, à la suite d'une large nécrose du pariétal droit, présentait une dénudation de la dure-mère, recouverte par des bourgeons charnus.

Dans l'abdomen, la respiration agit mécaniquement par les contractions diaphragmatiques, qui compriment la masse viscérale, en raison de leur énergie.

Le système digestif est nettement influencé par ces mouvements : inversement, les lésions de ce système peuvent s'opposer aux contractions du diaphragme. L'œsophage, situé presque en entier dans le thorax subit plus directement encore l'influence de la respiration : la déglutition œsophagienne nous semble devoir être singulièrement aidée par la dilatation que subit ce conduit lors de l'inspiration : car les sujets qui ne peuvent — à cause du rétrécissement de leur orifice respiratoire — faire de larges inspirations en mangeant, doivent manger lentement et s'interrompre souvent pour faire de larges inspirations buccales.

On a vu, par ce qui précède, l'importance de la respiration en ce qui concerne la circulation pulmonaire et la circulation générale. Pour que ces grandes fonctions s'effectuent normalement, le vide intra-thoracique doit être suffisant et régulier, mais ni trop faible ni trop violent, ni trop lent ni trop rapide, ce qui revient à dire que l'amplitude inspiratoire doit être régulière et suffisante. Il en est ainsi lorsque l'orifice respiratoire est normal, mais lorsqu'il s'est rétréci, ou bien l'amplitude est insuffisante et le vide intra-thoracique est trop faible ; ou bien si le malade compense sa lésion, les amplitudes sont ou trop rapides ou trop violentes. Ces troubles inspiratoires apportent de violentes perturbations dans la circulation et peuvent être, à la longue, l'origine de lésions à propos desquelles nous tenterons d'établir quelques conclusions par la suite.

(1) Cité par Mathias Duval. Dictionnaire de Jaccoud, *article Respiration*.

CHAPITRE IV

# Etude de l'Orifice respiratoire

Le sac thoracique est mis en communication avec le grand réservoir aérien constitué par l'atmosphère au moyen d'ajutages variés. Ces ajutages sont chez l'homme le nez et la bouche et chez quelques animaux, le nez seulement. On sait en effet que la respiration buccale est impossible aux pachydermes et aux cétacés, car chez ces animaux, le larynx vient s'ouvrir directement dans le rhino-pharynx.

Si la bouche n'établit pas chez tous les animaux une communication entre le thorax et l'atmosphère, au contraire, le nez est toujours un orifice respiratoire. C'est en raison de cette constance que la nature a placé le sens de l'odorat dans les fosses nasales. C'est un sens un peu accessoire, dont certains animaux sont privés (la baleine, par exemple) et qui a pour but de prémunir l'animal contre l'inspiration d'un air vicié, en lui permettant d'apprécier jusqu'à un certain point la valeur de l'air qu'il respire. En outre on remarque que la pituitaire est tapissée d'un épithélium à cils vibratiles, comme les bronches : circonstance qui rattache nettement le nez à la fonction respiratoire.

Par l'examen de ces seuls faits, le nez semble être l'orifice respiratoire naturel.

Quelques auteurs ont mis en évidence son utilité pour la filtration, l'échauffement, l'humidification de l'air. Nous apportons aujourd'hui une théorie anatomique et physiologique qui montre, nous semble-t-il, la supériorité énorme de la respiration nasale sur la respiration buccale, non plus au point de vue de la préparation de l'air inspiré, mais au point de vue de la quantité de l'air inspiré, dans un temps donné et par un effort donné. Or, plus un sujet inspire d'air, plus il absorbe d'oxygène : le nez prend donc à nos yeux une grande importance respiratoire que l'observation des faits cliniques nous aidera à mettre en lumière.

L'appareil naso-pharyngien peut être considéré comme composé de deux ajutages parallèles débouchant dans une cavité assez spacieuse, dont le calibre va en diminuant jusqu'à la glotte.

Les deux ajutages sont les deux fosses nasales, accolées parallèlement l'une à l'autre comme deux canons de fusil.

Leur longueur est de $4^{cm}$ 1/2 en moyenne (Richet).

L'orifice antérieur de chaque ajutage (la narine) figure une ellipse dont les diamètres très variables ont en moyenne à l'état de repos 15 à $20^{mm}$ pour le transversal et $10^{mm}$ pour l'antéro-postérieur. La surface de chaque orifice est donc de 120 à $157^{mm2}$. (Ces chiffres représentent une moyenne, car les dimensions de cet orifice sont assez variables chez les différents sujets et aussi chez le même individu, puisque les narines sont mobiles).

L'orifice binarinaire présente donc une aire moyenne de 240 à $300^{mm2}$.

L'orifice postérieur des fosses nasales est beaucoup plus vaste. Il représente approximativement un rectangle à grand axe vertical dont les côtés ont en moyenne $29^{mm},8$ et $15^{mm},5$ (Zuckerkandl).

La surface d'une choane serait de $461^{mm2}$ : l'aire totale de l'orifice bi-choanal mesurerait donc $922^{mm2}$. Ces dimensions représentent chaque ajutage nasal comme des mieux disposés au point de vue du débit du fluide aérien dans le sens inspiratoire, car on sait que dans un ajutage évasé, le coefficient de contraction de la veine fluide se rapproche de l'unité.

D'autre part, la présence du cornet inférieur ne s'oppose aucunement au passage de la veine fluide : on peut en effet représenter par le schéma suivant une coupe transversale de l'ajutage nasal :

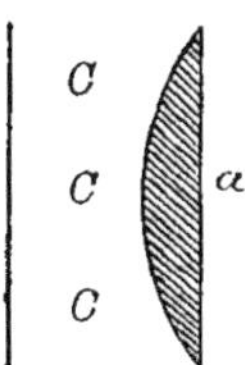


Fig. 5.
*a*. Coupe du cornet inférieur. — *c c c*. Lumière du conduit nasal.

et l'on remarquera que l'espace *c c c* prend une forme analogue à celle de la veine gazeuse contractée.

La seconde portion du système naso-pharyngien est représentée par le pharynx lui-même, depuis la base du crâne jusqu'à l'orifice glottique.

Pendant la respiration nasale en effet, le voile du palais et la base de la langue obturent la communication du pharynx avec la bouche ; d'autre part, l'œsophage, à l'état de repos, ne représente qu'un ruban aplati d'avant en arrière, car ses parois sont accolées.

Il résulte de cet état du pharynx, que cet organe représente une sorte de cône irrégulier, à base supérieure, communiquant avec la trachée par une ouverture, l'orifice glottique, située à son sommet.

Les dimensions de ce cône irrégulier sont, d'après Sappey :

$15^{cm}$ de hauteur.
$5^{cm}$ environ pour le diam. transversal, à la base.
$2^{cm}$ environ pour le diam. antéro-postérieur, à la base.

De ces dimensions, en assimilant le pharynx à un cône, nous pourrions lui attribuer approximativement un volume de

$12^{cm3}5$.

Cette approximation est certainement trop faible, puisque Luschka (1), attribue au pharynx nasal seul une capacité de $14^{cm3}$.

Mais ces chiffres, tout approximatifs qu'ils soient, nous permettent d'affirmer que les deux ajutages nasaux débouchent dans une cavité relativement assez vaste. L'orifice glottique, unique orifice de ce système, est triangulaire (mauvaise disposition au point de vue du débit). Sa surface moyenne (d'après les chiffres donnés par Sappey) serait, dans son plus grand état de dilatation :

$148^{mm2}$ chez l'homme
$78^{mm2}$ chez la femme.

Nous pouvons donc représenter le système naso-pharyngien par le schéma suivant :

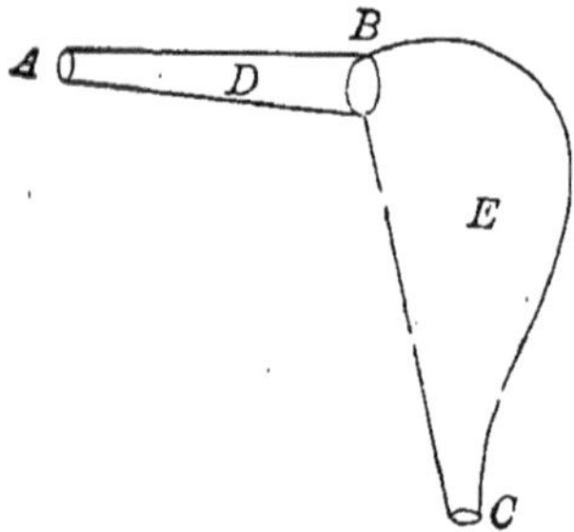


Fig. 6.

A. Orifice antérieur du conduit nasal. — B. Orifice postérieur. — C. Glotte. — D. Conduit nasal. — E. — Pharynx.

De cette disposition générale, nous pouvons déduire que l'air attiré par l'ampliation thoracique pénètre aisément dans le pharynx, après avoir traversé les deux ajutages nasaux. Le débit de chaque ajutage nasal est sensiblement égal au débit de l'orifice glottique, puisque la section de la narine est en moyenne de $157^{mm2}$, tandis que la section de l'orifice glottique est de $148^{mm2}$.

Par l'inspiration bi-narinaire, l'air entre donc dans la cavité

(1) Cité par Moldenhauer. *Traité des maladies des fosses nasales.* Traduction du Dr Potiquet, page 18.

pharyngée en quantité à peu près double de celle qui peut s'écouler dans le même temps par la glotte. De là, on peut déduire que l'air arrivé dans le pharynx, ne trouvant pas un débit suffisant par la glotte, se comprime légèrement dans la cavité pharyngée. Cette légère compression facilite singulièrement l'introduction de l'air dans le thorax ; en effet, s'il est appelé par l'inspiration thoracique, on peut dire encore qu'il se présente de lui-même ; en d'autres termes, il entre activement dans le thorax, et non pas passivement, comme il le ferait, s'il ne subissait pas dans la cavité pharyngée une certaine compression.

Considéré de cette façon, le rhino-pharynx prend une grande importance, au point de vue respiratoire : il joue le rôle d'un réservoir aérien.

Mais ce réservoir n'est pas inerte : il possède des parois musculaires qui agissent activement dans l'acte respiratoire, de façon à venir en aide à l'effort thoracique et à le diminuer.

En effet, les expériences suivantes ont mis en lumière certains mouvements des muscles pharyngiens, mouvements dont la signification a échappé jusqu'à présent.

En 1879, Walker, assistant au laboratoire de physiologie de Boston, observait un chien auquel on avait adapté une canule trachéale, et qui ne pouvait donc respirer que par la trachée. Ce physiologiste fut frappé par un fait singulier : à chaque mouvement respiratoire, une certaine quantité d'air entrait dans les narines et en sortait. Ce phénomène fut constaté au moyen d'un petit miroir placé devant les narines de l'animal et dont la surface se ternissait régulièrement et rythmiquement.

Garland (1) voulut étudier ce phénomène plus en détail et institua l'expérience suivante : un chien fut trachéotomisé ; afin d'empêcher toute communication entre le thorax et le pharynx, l'auteur obtura complètement l'œsophage ; puis il obtura la gueule du chien et l'une des narines ; à l'autre narine il

(1) Garland. De la respiration pharyngée. *Boston med. and surg. journal.* Août 1879.

adapta une canule de verre qui communiquait, par un tube en caoutchouc, avec un tambour de Marey; de plus il enregistra les mouvements thoraciques de l'animal au moyen d'un pneumographe de Marey.

Il constata alors que le style correspondant à la canule narinaire donnait un tracé indiquant des modifications alternatives dans la pression de l'air intra-pharyngien. Or, les muscles sterno-thyroïdiens et sterno-hyoïdiens ayant été sectionnés, le tracé resta le même, et l'os hyoïde, dont on avait remarqué les mouvements d'ascension et de descente, exécuta les mêmes mouvements.

On en devait conclure que les modifications de pression intrà-pharygienne et les mouvements de l'os hyoïde étaient produits par une seule et même cause : la contraction des muscles propres du pharynx.

En examinant conjointement les tracés dus à la canule narinaire et le tracé pneumographique, Garland arriva aux conclusions suivantes : l'expansion pharyngienne commence au moment où se termine l'expiration; la contraction pharyngienne commence au moment du début de l'inspiration; autrement dit, le pharynx commence à se dilater quand l'animal expire l'air, cette expansion est remplacée par une puissante contraction qui dure jusqu'à la fin de l'inspiration et même empiète sur l'expiration suivante.

Pour Garland, la contraction pharyngienne coïncide presque toujours avec l'inspiration et semble être essentiellement un phénomène inspiratoire.

Ces mouvements pharyngiens, dont l'utilité a paru difficile à démontrer, nous semblent pouvoir être expliqués de la manière suivante : l'expiration terminée, le pharynx qui communique largement avec l'air extérieur, se distend pour recevoir cet air qui vient le remplir (phase d'expansion pharyngienne de Garland). L'inspiration débutant, l'air intra-pharyngien prend progressivement une pression plus élevée, grâce à la différence de débit des orifices pharyngiens. L'action musculaire du pharynx vient encore augmenter cette compression, car cet organe, en se contractant (phase de contraction de Garland), diminue le volume dans lequel l'air est déjà comprimé. En définitive, on peut considérer le pharynx comme un organe aussi important au point de vue respiratoire qu'au point de vue digestif. Il constitue un réservoir, qui se dilate pour mieux recevoir l'air atmosphérique et qui se contracte pour chasser à travers la glotte l'air qu'il renferme.

Cette explication des mouvements du pharynx semble recevoir une réfutation de l'opinion reçue en physiologie d'après laquelle il ne se produit aucune pause entre chaque respiration. On constate en effet, sur le tracé pneumographique de Marey, qu'il n'existe aucun trait horizontal indiquant le repos complet du style et de la paroi thoracique. Le tracé qui traduit l'expiration, tend vers la fin de cet acte, à se rapprocher de la ligne horizontale, mais il présente en général deux crochets qui appartiennent encore à l'expiration. Immédiatement après celle-ci, l'inspiration commence et ainsi de suite, sans que jamais un seul moment de repos n'intervienne.

S'il en était ainsi, les mouvements pharyngiens et en particulier la dilatation observée à la fin de l'expiration ne pourraient être utiles en rien. En effet, si lorsque le pharynx se dilate pour appeler dans sa cavité l'air extérieur, si, à ce moment, l'expiration avait lieu, il y aurait rencontre entre l'air expiré et l'air extérieur appelé et la dilatation pharyngienne se produirait sans aucun bénéfice.

Mais cette opinion si absolue d'après laquelle il ne saurait y avoir de repos pré-inspiratoire peut être discutée et au nom de la clinique et en vertu d'autres expériences physiologiques.

Quoique l'auscultation ne constitue pas un mode expérimental bien précis, il est intéressant de constater que les données stéthoscopiques sont en contradiction flagrante avec le tracé de Marey. En effet, tandis que ce tracé attribue à l'expiration une durée plus longue qu'à l'inspiration, le médecin reconnaît à ces deux actes des durées précisément inverses, à tel point que l'expiration prolongée devient un symptôme morbide. Enfin, par l'auscultation encore, on se rend parfaitement compte qu'après l'expiration, il existe un temps de repos.

Si l'on récuse ce témoignage de la clinique, nous rappellerons que d'après Schnepf (1), Vierordt et Ludwig (2), le repos pré-inspiratoire occupe une durée d'un peu moins d'un quart de la durée de l'acte respiratoire lui-même, dans le rapport de 10 à 44.

La méthode graphique elle-même, entre les mains de Bergeon et Kastus (3), a indiqué des repos entre les respirations. Ces auteurs se sont servis de l'*anapnographe*, instrument à l'aide duquel on enregistre, non les mouvements thoraciques, mais les déplacements imprimés à une mince feuille métallique par le courant d'air inspiré et expiré.

Dans les tracés pneumographiques que nous reproduisons plus loin, on peut constater nettement qu'il existe un repos pré-inspiratoire, d'autant plus long que les respirations sont moins nombreuses en un temps donné.

Enfin, nos expériences sur les chevaux — expériences que nous allons exposer bientôt — nous ont fourni la preuve directe de l'existence du repos pré-inspiratoire.

Ce n'est pas à dire que nous n'acceptons pas le tracé de Marey, mais nous nous permettons d'interpréter d'une autre manière cette partie de son tracé, d'un sens général horizontal, qui est située avant le début de l'inspiration et que les physiologistes considèrent comme faisant encore partie de l'expiration. Peut-être cette portion du tracé répond-elle à de petits mouvements de la paroi thoracique, revenant légèrement sur elle-même, mouvements auxquels ne correspond aucune expulsion d'air.

Quoiqu'il en soit, nous pensons que la pause pré-inspiratoire

(1) SCHNEPF. Considérations physiologiques sur l'acte de la Respiration. *Gazette Médicale de Paris*, 1857.

(2) VIERORDT ET LUDWIG. Zur Lehre von d. Athemb. *Vierordt's Archiv*. 1855.

(3) BERGEON ET KASTUS. *Recherches sur la Physiologie médicale de la Respiration, à l'aide de l'anapnographe*. Paris, 1869.

doit s'admettre et c'est précisément pendant cette pause que le pharynx se dilate. Fait intéressant : dans les expériences de Garland, l'observateur pouvait provoquer artificiellement des pauses respiratoires, pendant lesquelles l'expansion pharyngienne se manifestait toujours.

Nous avons spécialement étudié dans ce qui précède le mécanisme inspiratoire, car nous considérons l'inspiration comme la partie la plus importante de la respiration : c'est l'apport de l'air, l'introduction de l'oxygène. L'expiration mérite beaucoup moins d'importance, car ce n'est que l'expulsion d'un air utilisé : cette expulsion coûte d'ailleurs beaucoup moins d'effort au sujet, qui n'a plus à lutter contre la pression atmosphérique et dont le poumon se vide presque spontanément, grâce à ses propriétés élastiques.

En outre, les dyspnées expiratoires (j'entends celles dues aux rétrécissements orificiels) n'existent jamais seules, et leur importance est très effacée comparativement aux dyspnées inspiratoires concomitantes.

Si l'air expiré n'a plus d'utilité au point de vue de l'hématose, la nature lui assigne cependant un rôle mécanique.

Sans parler de l'effort, pour lequel le sujet emploie l'air déjà utilisé, au moment de l'expulser, un point spécial mérite de nous arrêter : c'est l'utilisation de l'air expiré pour l'aération des caisses du tympan. On sait que l'orifice des trompes d'Eustache est béant dans le pharynx nasal : un point qui semble peu élucidé concerne la béance des trompes à l'état normal.

Voici ce qu'en dit Hartmann (1), qui a fait quelques expériences à ce sujet :

« La trompe d'Eustache a pour rôle principal de servir à un échange régulier d'air entre la caisse et l'atmosphère. L'air contenu dans les cavités closes du corps se décompose et se

(1) HARTMANN. Les *Maladies de l'Oreille et leur traitement*, traduction du Dr Potiquet, p. 143.

résorbe, donc se raréfie. Pour que la tension reste uniforme à l'intérieur de la cavité, il faut donc qu'il y ait souvent échange avec l'air extérieur. Une trompe toujours ouverte contrarierait les oscillations de la membrane, aussi, cet échange n'est-il pas continuel, et la trompe n'est-elle rendue perméable que lorsque certains muscles se contractent. Quand les trompes sont à l'état de repos, la paroi membraneuse s'applique lâchement sur la gouttière cartilagineuse, et cela, comme mes recherches dans la chambre pneumatique l'ont montré de la façon suivante : lorsque la pression atmosphérique est forte, il ne passe pas d'air par la trompe vers les caisses ; lorsque au contraire l'air est raréfié, l'air sort de la caisse par les trompes, même pour une différence de pression médiocre. Toute contraction des muscles tubaires facilite la perméabilité des trompes. »

Cette opinion est également celle de Mathias Duval (1) :

« La trompe d'Eustache, dit cet auteur, est fermée normalement par la juxtaposition de ses parois, et elle ne s'ouvre que quand un appareil musculaire particulier vient écarter ses parois l'une de l'autre, en agissant sur la paroi externe, membraneuse et mobile, qui est alors écartée de l'interne, cartilagineuse et fixe. Ce rôle est rempli par le péristaphylin externe, muscle du voile du palais, et l'ouverture ainsi établie a pour effet de mettre l'air de la caisse en communication avec celui des fosses nasales, c'est-à-dire avec l'air extérieur. Mais les muscles du voile du palais ne se contractent que pendant le mouvement de déglutition..... »

Cette opinion, acceptée presque universellement, d'après laquelle la trompe normalement fermée n'est ouverte que pendant les mouvements de déglutition (M. Duval) ou lorsque l'air est raréfié dans le pharynx (Hartmann) est contredite journellement par la pratique otologique ; (nous dirons plus loin que nos expériences sur le cheval contredisent également cette théorie). En effet, la douche de Politzer, le cathétérisme et le bougirage de

(1) M. Duval. *Cours de Physiologie*, p. 155.

la trompe ne démontrent-ils pas péremptoirement que ce conduit est constamment béant?

On peut se demander ce qu'entend Hartmann en avançant que « une trompe toujours ouverte contrarierait les oscillations de la membrane ». Il semble au contraire que les oscillations de la membrane soient bien plus libres et plus amples s'il existe un équilibre constant et parfait entre les pressions qui s'exercent sur ses faces.

Pour nous, la trompe est constamment ouverte; sa béance néanmoins est exagérée au moment de la déglutition.

De cette béance constante de la trompe, nous pouvons conclure que les pressions pharyngiennes se communiquent fidèlement à la caisse du tympan et que, par conséquent, il y a aspiration de l'air de la caisse pendant l'inspiration et compression pendant l'expiration. Ces modifications de la pression sont assez légères, étant donné le calibre de la trompe : elles n'en renouvellent pas moins constamment l'air de l'oreille moyenne, et jouent peut-être un certain rôle dans la fonction auditive, en modifiant rythmiquement la situation de la membrane.

Quoiqu'il en soit, les auristes savent bien que l'obstruction nasale est une condition très fâcheuse en ce qui concerne l'audition. Les tumeurs du rhino-pharynx ferment mécaniquement l'orifice tubaire; mais les obstructions du nez lui-même, en supprimant la fonction pharyngienne, suppriment aussi le va-et-vient de l'air dans la trompe, la respiration propre de l'oreille.

Pendant la déglutition, la trompe s'ouvrant largement, il pourrait encore y avoir pénétration de l'air dans la trompe avec un nez fonctionnant mal, car le rhino-pharynx communique avec la bouche; mais cet échange gazeux ne suffit pas à l'audition : elle exige la respiration pharyngée. Ce qui le prouve c'est que la restitution d'un état naso-pharyngien normal améliore ou soulage toujours les troubles de l'audition, lorsqu'ils ne sont pas trop invétérés.

## II

L'anatomie et la physiologie comparées viennent confirmer les théories que nous venons d'émettre à propos de la fonction respiratoire du pharynx.

Tout d'abord, on peut remarquer que la respiration buccale est fort peu employée chez les animaux ; au contraire, l'attitude naturelle comporte l'occlusion de la bouche et la respiration nasale. Pour certains animaux même, la respiration buccale serait impossible, car il n'existe pas de communication entre l'arbre aérien et la bouche. Tels sont les pachydermes et les cétacés.

Si l'on adopte la théorie que nous venons d'émettre sur la respiration pharyngée, il est singulièrement intéressant de passer en revue une série de coupes anatomiques de la tête de différents mammifères, coupes montrant les rapports et les dimensions relatives des organes du segment céphalique. On remarque en général, en partant du cheval pour remonter à l'homme, que plus l'angle facial augmente, et plus la face d'une part et le cerveau d'autre part tendent à se rapprocher l'un de l'autre, en empiétant sur l'espace laissé aux fosses nasales et au pharynx. Or, on conçoit que l'ampleur de la respiration nasale est en raison directe de la dimension des cavités rhino-pharyngiennes, d'après ce que nous avons dit du rôle de ces cavités. C'est ainsi que chez le cheval, dont l'angle facial est de 14°, le système rhino-pharyngien est extrêmement développé, grâce aux vastes dimensions de la face et aux petites dimensions du crâne.

On pourra juger de la grandeur des cavités rhino-pharingiennes du cheval par l'examen de la figure suivante :

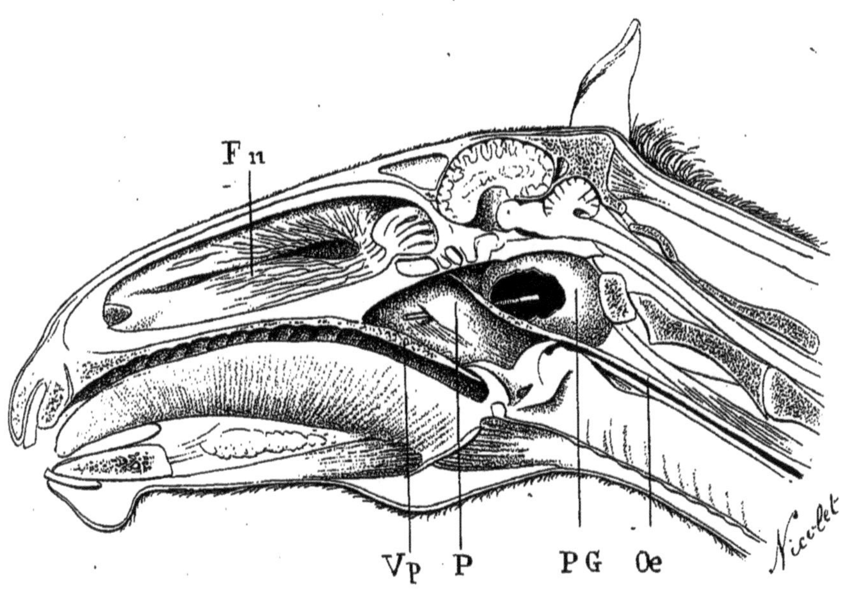


Fig. 7. — Coupe antéro-postérieure de la tête du cheval.

Fn. Fosses nasales. — Vp. Voile du palais. — P. Pharynx. — Pg. Poche gutturale. — Oe Œsophage.

Si, du cheval, nous passons à l'examen de la tête du chien dont l'angle facial est de 35 à 40° environ, nous pouvons constater que l'espace rhino-pharyngien diminue d'ampleur.

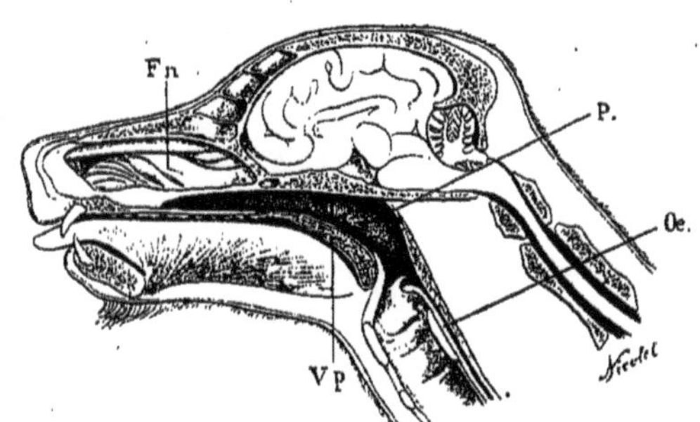


Fig. 8. — Coupe antéro-postérieure de la tête du chien.

Fn. Fosses nasales. — Vp. Voile du palais. — P. Pharynx. — Oe. Œsophage.

En nous élevant dans l'échelle animale, nous arrivons aux singes dont l'angle facial varie de 60° à 65° environ ; les cavités rhino-pharyngiennes occupent un espace encore plus réduit.

Enfin, nous passons à l'homme dont l'angle facial atteint 90°; l'espace compris entre le cerveau et la face est relativement très exigu; on remarque aussi que la luette est très éloignée de l'épiplotte — chez les animaux précédents, au contraire, l'épiglotte est située immédiatement en arrière du voile du palais. Grâce à cette disposition, la respiration buccale est beaucoup plus facile pour l'homme, sorte de compensation à l'exiguïté des cavités rhino-pharyngiennes.

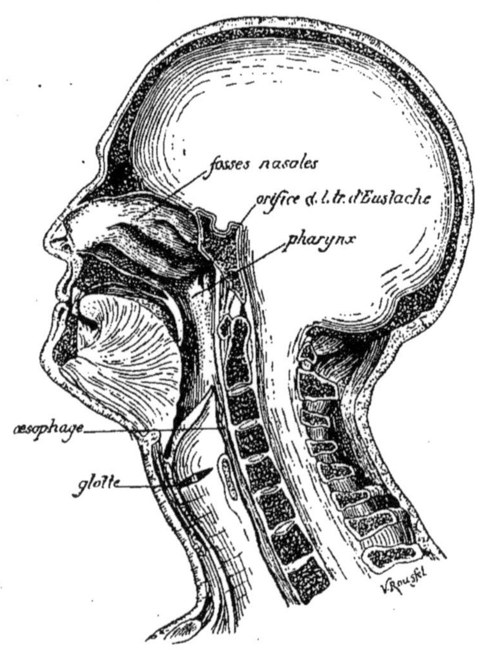


Fig. 9. — Coupe antéro-postérieure de la tête de l'homme.

On peut remarquer que les figures qui précèdent diffèrent notablement de la coupe classique de la tête en ce que l'œsophage n'y est indiqué que par un ruban aplati. Telle est, en effet, la disposition de ce canal, dont les parois antérieure et postérieure sont accolées à l'état de repos. Ces figures permettent de se rendre compte de la forme réelle du conduit rhino-pharyngien, qui débute à l'orifice antérieur des fosses nasales, pour aboutir à l'orifice glottique.

Nous devons revenir au système respiratoire du cheval, car son pharynx présente une disposition tout-à-fait particulière aux solipèdes, et qui nous semble de nature à confirmer notre théorie générale : elle nous a d'ailleurs permis d'instituer une expérience physiologique assez démonstrative.

Le vaste espace situé chez le cheval entre le voile du palais en avant, et le crâne et la colonne vertébrale en arrière est, comme chez les autres animaux, dévolu au pharynx ; mais si cet organe prenait ces vastes dimensions, la déglutition exigerait un effort musculaire assez considérable et ne s'accomplirait pas facilement. La nature a résolu le problème de ne donner au pharynx proprement dit que des dimensions normales, tout en augmentant sa contenance aérienne : au point de vue digestif, le pharynx est semblable à celui des autres animaux ; au point de vue respiratoire, cet organe présente un développement bien plus considérable.

La coupe verticale de la tête du cheval (fig. 7) montre que l'espace compris entre le voile du palais et le système nerveux central, est occupé par le pharynx et les poches gutturales. Ces poches sont paires et symétriques. Voici leur situation et leurs rapports :

La trompe d'Eustache s'ouvre à 6 ou $8^{cm}$ en arrière des choanes. Elle a une longueur d'environ $10^{cm}$ et va, comme chez l'homme, déboucher dans la caisse du tympan. Chez les solipèdes, la trompe présente, sur sa paroi inférieure, une fente longue de 6 à $7^{cm}$, par laquelle la muqueuse s'échappe pour aller former une poche — la poche gutturale — véritable réservoir aérien d'une contenance de 4 à 5 décilitres. Les deux poches sont adossées l'une à l'autre, et situées entre le pharynx en avant et la base du crâne en arrière. On peut représenter le système rhino-pharyngien du cheval par le schéma suivant :

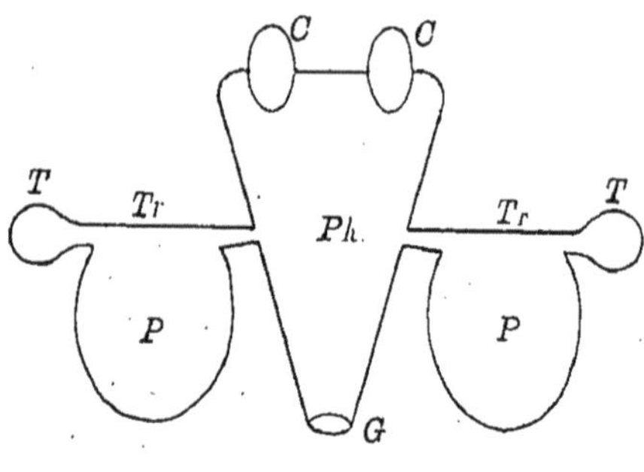


Fig. 10.

Ph. Pharynx. — CC. Choanes. — Tr. Tr Trompes d'Eustache.
P. P. Poches gutturales. — T. T. Caisses du tympan.

L'usage de ces poches a suscité de nombreuses hypothèses dont aucune n'est satisfaisante. On a tout d'abord pensé que ces organes pouvaient avoir quelque influence sur l'audition ou la phonation : on a bientôt vu qu'il n'en était rien. L'idée qu'ils jouent le rôle de coussinets élastiques destinés à amortir les oscillations plus ou moins violentes de la tête sur le cou, ne mérite guère de créance ; on se demanderait pourquoi les solipèdes sont les seuls animaux ainsi favorisés.

Un seul auteur, nous semble-t-il, a étudié la question d'assez près, mais sa conclusion est fort peu satisfaisante. Cet auteur, un vétérinaire italien du nom de Perosino, a eu l'idée de rechercher quelle pression existait dans la poche gutturale lors de l'expiration. Il a entrepris cette recherche dans le but de savoir si la poche gutturale pourrait avoir quelque part dans la production de la voix.

J'emprunte à un article de Prince (1) la description de l'expérience de Perosino.

« A l'aide d'un trocart droit, M. Perosino pénètre dans la poche gutturale par une simple ponction, faite en arrière du bord supérieur de la parotide, à travers le muscle stylo-hyoïdien. La tige retirée, il introduit dans la canule un tube de

(1) Prince. Notice sur les poches gutturales du cheval. *Journal des Vétérinaires du Midi*, 1854.

verre décrivant en dehors une courbure en U dans laquelle on a mis de l'esprit-de-vin.

» Les choses ainsi disposées, on voit osciller le niveau de l'alcool dans les deux branches de l'U. Pendant l'expiration, le niveau s'abaisse dans la branche qui communique avec l'air de la poche, tandis qu'il s'élève d'une même quantité dans la branche ouverte à l'air extérieur. Plus on active la respiration, plus ces effets se prononcent.

» Voici donc une expérience dont le résultat est précis, et de laquelle, si on l'admet, il faudrait déduire que c'est pendant l'expiration que l'air pénètre dans le sac guttural et qu'il fait effort sur la colonne d'esprit-de-vin, qu'il déprime. »

Prince se fonde sur cette expérience pour refuser à la poche gutturale toute participation à la formation de la voix, car « il faudrait que l'air sortît de la poche pendant l'expiration, s'il devait concourir avec le larynx à la formation de la voix. »

« Quant à M. Perosino lui-même, ajoute Prince, il infère de ses recherches que l'air expiré, après s'être logé dans les sacs gutturaux pendant l'expiration, en sort pour se mêler à l'air inspiré qu'il tempère et modifie d'une manière utile, surtout quand les animaux se livrent à de violents efforts et à des courses rapides, durant lesquels la précipitation des mouvements respiratoires eussent pu pousser trop loin l'oxygénation du sang. »

Voilà donc la conclusion à laquelle arrive Perosino. On nous permettra de la rejeter absolument. Peut-on admettre que la nature ait pris, chez les solipèdes, des précautions pour enrayer l'hématose ? Cette conception est inacceptable : elle est anti-physiologique.

Ajoutons qu'elle est vite tombée dans l'oubli, car Colin (1) ne la mentionne même pas.

Animé d'idées toutes différentes, et mêmes opposées, j'ai repris ces expériences sur la pression de l'air contenu dans les

(1) Colin. *Traité de Physiologie comparée des animaux.*

poches. J'ai pu poursuivre ces expériences grâce à l'extrême obligeance de M. le professeur Cadiot (d'Alfort), à qui j'adresse l'expression de ma vive gratitude, ainsi qu'à son chef des travaux, M. Almy.

Un trocart étant introduit dans la poche gutturale d'un cheval, la tige est extraite, et la canule est reliée, par un tube de caoutchouc, à un manomètre contenant de l'eau colorée. On constate alors que pendant l'inspiration, la pression diminue dans la poche ; mais cette aspiration est lente, progressive, un peu plus prononcée à la fin de l'inspiration qu'au début.

Pendant l'expiration, au contraire, il y a compression dans la poche : mais cette compression qui coïncide avec le début du mouvement expiratoire est brusque, rapide. Après l'expiration, la colonne manométrique reprend son équilibre jusqu'à l'inspiration suivante (1).

De cette expérience, on peut conclure d'abord qu'il y a communication constante entre la poche gutturale et le pharynx : en d'autres termes, la trompe est continuellement béante ; nous avons admis plus haut cette béance constante de la trompe chez l'homme.

En outre, la poche gutturale semble jouer un rôle dans la respiration. Si l'on admet chez le cheval les contractions musculaires découvertes par Garland chez le chien — et je ne pense pas qu'on puisse les rejeter — on peut conclure des expériences précédentes que pendant l'inspiration, le pharynx se contractant, l'air qu'il contient est aspiré par le thorax. Ce courant d'air se produisant dans le pharynx, aspire le contenu aérien des poches gutturales (par un phénomène mécanique bien connu).

Cette aspiration est lente : elle dure pendant toute l'inspiration, car le courant d'air, se produisant dans une vaste cavité, est moins intense que s'il avait lieu dans un conduit cylindrique ; il est encore modéré par ce fait que l'orifice de sortie

(1) Preuve expérimentale de l'existence du repos pré-inspiratoire.

de l'air (glotte) est à peu près deux fois plus petit que son orifice d'entrée (naseaux). On voit donc qu'au début de l'inspiration, l'animal inspire, au prix d'un minime effort, le contenu du pharynx, et, à mesure que dure l'inspiration, l'air que contiennent les poches gutturales. L'air qu'inspire le cheval pendant l'inspiration provient d'une part de l'air extérieur et passe par les fosses nasales : il provient d'autre part des poches gutturales qui sont vidées par aspiration.

Les poches gutturales contenant chacune un demi-litre, c'est donc une réserve d'un litre d'air que la nature met à la disposition du cheval, réserve dans laquelle il puise d'autant plus que son inspiration est plus violente, autrement dit que le courant d'air inspiratoire est plus intense.

Au moment de l'expiration, l'air chassé du thorax, éprouvant un léger retard au passage des choanes et des fosses nasales, se précipite brusquement dans les poches gutturales et va aérer les caisses du tympan, Mais cet air remplit bientôt les poches : il en sort par la seule issue qu'il trouve : l'orifice des trompes d'Eustache, les choanes et les naseaux, c'est-à-dire qu'après avoir parcouru les poches gutturales et la caisse, il reprend le même chemin et sort par son orifice d'entrée.

Les poches gutturales, après la sortie de cet air, ne contiennent plus qu'un air raréfié, mais elles communiquent assez largement avec le pharynx, lequel est en communication constante avec l'air extérieur et se dilate pour le recevoir ; entre une expiration et l'inspiration suivante, l'air atmosphérique vient remplir le vide de tout ce système. De sorte que l'inspiration suivante retrouve un air pur, que l'effort inspiratoire fait passer dans les poumons.

Je sais bien qu'ici, comme chez l'homme, le tracé pneumographique vient contredire ces hypothèses. Les tracés obtenus par St-Cyr (1) n'indiquent aucune pause entre chaque respira-

(1) Saint-Cyr. *Traité de l'Exploration de la Poitrine chez les animaux domestiques.*

tion. J'ai discuté la valeur absolue des tracés de Marey : les mêmes arguments me paraissent valables à l'égard des tracés de St-Cyr. D'ailleurs, on a vu plus haut que l'expérimentation physiologique indique un repos entre l'expiration et l'inspiration suivante.

Grâce à l'existence du réservoir aérien que nous venons de décrire, les solipèdes ont une respiration active, puissante, qui suffit à leurs immenses besoins d'oxygène, lorsqu'ils font de longues courses.

La preuve de ce fait est dans la gêne respiratoire éprouvée par un cheval, lorsque ses poches gutturales se remplissent de pus ; les vétérinaires expliquent cette gêne par la compression exercée dans ce cas par la poche sur le pharynx et le larynx ; sans rejeter absolument cette explication, on peut penser que l'animal privé de son organe respiratoire complémentaire, reçoit moins d'air à chaque inspiration.

Une autre preuve de la puissance respiratoire du cheval peut être tirée de ce fait d'observation que, de tous les animaux domestiques, c'est le cheval qui présente le moins de mouvements inspiratoires dans un temps donné.

D'après les auteurs vétérinaires, le nombre des inspirations est pour le cheval jeune de 10 à 12 par minute ; le cheval adulte, de 9 à 10 ; le jeune bœuf, de 18 à 20 ; le bœuf adulte, de 15 à 18 ; l'agneau, de 16 à 17 ; le mouton, de 13 à 16 ; le le jeune chien, de 18 à 20 ; le chien adulte, de 15 à 18 (1).

Si le cheval ne fait par minute que 9 à 10 inspirations, c'est que chacune de ces inspirations est assez ample pour lui fournir la quantité d'air dont il a besoin.

Autre fait intéressant : Colin a remarqué que l'augmentation du diamètre transversal du thorax chez le cheval est de 6 à 8 cm. dans la respiration forcée ; or, l'augmentation maxima de ce diamètre chez l'homme est de 4 cm. suivant Béclard, dans les mêmes conditions. Etant donnée l'énorme différence des périmètres

(1) Colin. *Loco citato.*

thoraciques de l'homme et du cheval, on voit que l'effort inspiratoire de l'homme est bien plus intense que celui du cheval.

Il est à remarquer que les cétacés, dont la respiration est exclusivement nasale, possèdent comme les solipèdes des diverticules très amples de la trompe d'Eustache. Ces sacs aériens ont été étudiés par Beauregard (1) qui leur attribue un rôle de protection à l'égard de l'appareil auditif lors des compressions et des décompressions brusques, auxquelles sont soumis ces animaux en plongeant. Je n'ose émettre une autre hypothèse sur l'usage de ces sacs ; je me borne à constater cette analogie de structure entre deux classes d'animaux à respiration exclusivement nasale.

## III

De l'étude anatomique et physiologique qui précède, nous pouvons conclure que la respiration nasale est la seule naturelle : elle fournit à l'animal, au moyen d'un faible effort, une grande quantité d'air.

Le cheval, dont nous avons esquissé la physiologie respiratoire, ne possède qu'une respiration nasale ; la respiration buccale lui est impossible et d'ailleurs inutile. Cette dernière ne devient nécessaire que lorsque la respiration nasale perd cette ampleur que nous avons remarquée chez le cheval et chez les animaux à vaste pharynx. Alors le voile du palais diminue de longueur et la communication des voies aériennes avec la bouche devient possible.

En même temps, la voix proprement dit est permise. Au point de vue respiratoire et vocal, la bouche peut être comparée à un branchement posé sur la glotte, ainsi qu'on peut le voir sur le schéma suivant :

(1) BEAUREGARD. Recherches sur l'appareil auditif chez les mammifères. *Journal de l'Anatomie et de la Physiologie*, 1894.

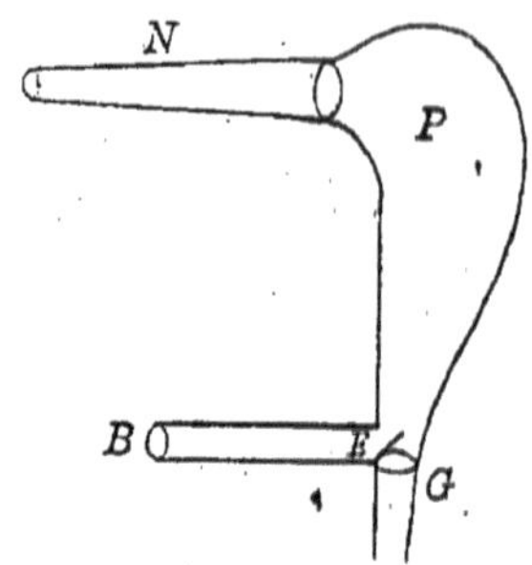


Fig. 11.
P, Pharynx ; N, conduit nasal ; B, conduit buccal ;
G, glotte ; E, épiglotte.

La cavité buccale, chez l'homme et les animaux doués de la voix, ajoute à ses fonctions digestives, les fonctions d'appareil résonnateur et articulateur. En conséquence, le branchement buccal a pour fonction de donner passage à l'air qui vient de faire vibrer les cordes vocales : mais elle ne doit pas le laisser passer trop rapidement, car le son n'aurait pas une durée suffisante : par sa disposition seule, indépendamment de l'articulation du son, elle ralentit le cours de l'air expiré.

En effet, en considérant le schéma ci-dessus, on peut se rendre compte que le canal respiratoire nasal est large, qu'il procède par courbes douces et qu'il débouche presque directement dans l'orifice glottique ; au contraire, le canal buccal est posé à angle droit sur l'orifice glottique ; la colonne gazeuse qui sort par la bouche doit d'abord, à cause de la présence de l'épiglotte, suivre la paroi postérieure du pharynx buccal et doubler l'opercule : ce n'est qu'ensuite qu'elle peut, à angle droit, se diriger vers l'orifice buccal.

Ces conditions font du conduit buccal un ajutage très mal disposé en vue du débit du courant inspiratoire. La disposition angulaire impose au courant d'air une déviation notable et une perte de force. C'est probablement à cette circonstance qu'on doit attribuer la flexion du buste en avant qu'on effectue pour inspirer largement par la bouche. Cette flexion tend à effacer l'angle du conduit bucco-laryngien, en le recourbant.

Mais tel qu'il est, ce conduit est utilisé dans quelques circonstances par les animaux dont la respiration nasale n'est pas ample.

Si le cheval, par exemple, peut accomplir une respiration profonde aussi bien qu'une respiration ordinaire au moyen de son orifice nasal, il n'en est pas de même pour l'homme, dont la respiration nasale ne saurait avoir la même ampleur. On distingue en effet dans cette fonction respiratoire, qui s'accomplit perpétuellement, deux ordres de respirations : la respiration ordinaire, qui a pour résultat l'inspiration de l'air courant, ($500^{cm3}$) ; et la respiration profonde, grâce à laquelle l'homme peut remplir complètement sa poitrine, soit pour activer l'hématose, soit pour les besoins de la parole et du chant.

Pour la respiration ordinaire, qui s'effectue au moyen d'efforts minimes, l'orifice nasal est parfaitement suffisant à l'état normal; il suffit encore souvent dans la respiration profonde, mais dans quelques cas, l'usage de l'orifice buccal devient nécessaire, comme nous le verrons.

A l'état pathologique, quand l'orifice nasal a perdu sa valeur (nous verrons combien cette condition est fréquente), alors, même la respiration ordinaire ne peut plus être accomplie au moyen de cet orifice : il devient urgent d'employer un orifice respiratoire supplémentaire : la bouche s'ouvre et reste ouverte en permanence. Cette ouverture constante de la bouche constitue une véritable difformité. En effet, à l'état de repos musculaire, la bouche est fermée ; il y a équilibre entre les actions des élévateurs et des abaisseurs de la mâchoire. En cas de besoin, la bouche reste ouverte par action musculaire volontaire ; peu à peu, la tonicité des élévateurs de la mâchoire est vaincue, les muscles s'allongent et la bouche peut rester ouverte définitivement et perpétuellement.

Mais il est de toute évidence que cette attitude n'est pas normale : elle s'établit par besoin et par éducation. Elle est si peu naturelle que l'usage même de la bouche comme orifice respiratoire est inconnu aux nouveau-nés, d'après la curieuse observation de Honsell (1) : « Lorsqu'on obture, dit cet auteur, le nez d'un enfant de quelques semaines, endormi profondément, si le contact ne réveille pas l'enfant, celui-ci continue à dormir. Mais bientôt il s'agite et commence à crier, sans avoir respiré par la bouche. » L'espace de temps qui s'écoule en moyenne entre l'obturation du nez et le cri est, suivant Honsell, de 14 secondes. On peut conclure de ce fait que le nouveau-né n'ouvre pas la bouche pour respirer, mais pour crier.

Entre le nouveau-né, qui ignore l'usage possible de la bouche dans la respiration, et l'adulte, qui en fait un usage constant, même la nuit, on remarque combien les enfants de deux ou trois ans sont gênés par une obstruction nasale. Pendant le sommeil, l'attitude naturelle de la bouche — c'est-à dire son occlusion — se rétablit ; au bout de quelques heures de respiration insuffisante, le besoin d'air réveille l'enfant en sursaut ; il s'assied sur son lit et manifeste son angoisse par des inspirations violentes et précipitées. Cet accident peut se reproduire chaque nuit chez certains enfants.

C'est là le véritable mécanisme de l'asthme, à point de départ nasal ; s'il paraît moins fréquent chez l'adulte que chez les enfants dont nous avons parlé, c'est que chez lui, l'ouverture constante de la bouche est devenue naturelle ; elle n'est pourtant pas suffisante encore, comme nous le verrons bientôt.

On s'explique, par ce qui précède, comment l'orifice buccal vient suppléer l'orifice nasal mis hors de service par l'obstruction totale. En cas d'obstruction seulement partielle, la bouche vient encore suppléer le nez, mais la respiration est ici plus ample, car le nez insuffisant et la bouche reçoivent simultanément l'air inspiré.

Ce dernier point a été discuté, il y a plusieurs années. En effet, en 1884, Smester, dans une communication à l'Académie de Médecine, présenta quelques expériences desquelles il concluait que la respiration par la bouche et par le nez en même

(1) Honsell. Cité par Emil Bloch, *loco cit.*

temps est physiologiquement impossible. Woillez, qui fut chargé de faire un rapport sur cette communication, ne partagea pas les vues de l'auteur. « Dans l'état de repos musculaire, dit Woillez, la respiration peut se faire simultanément par le nez et par la bouche, si celle-ci reste demi-close, de manière à égaliser la capacité de parcours dans les conduits nasal et buccal. Il est évident en effet que si l'un des conduits est plus largement ouvert que l'autre, l'air pénétrera ou sortira par le conduit le plus largement ouvert. »

Nous nous rangeons à l'opinion de Woillez : pour nous, la respiration simultanément par la bouche et par les narines est possible. Quoique Smester, en répondant à Woillez, n'aît pu admettre que nos sensations à cet égard aient quelque valeur, nous sentons très bien l'air pénétrer dans nos fosses nasales, même lorsque nous tenons la bouche ouverte. De plus, nous percevons les odeurs dans cette attitude, preuve que l'air pénètre dans le nez.

Cependant, quoique la proposition de Smester ne soit pas exacte, elle contient une part de vérité, à savoir que si nous faisons une grande inspiration, la bouche largement ouverte, l'air pénétre par la bouche presque absolument : une quantité à peu près insensible pénétre par le nez.

Ce fait s'explique. En effet, nous savons que pour une ampliation égale, la différence des pressions intra et extra thoraciques sera d'autant plus petite que l'orifice respiratoire sera plus grand. La différenee des pressions étant faible, la vitesse de pénétration de l'air sera également faible. Dans cette situation, l'air passant avec une petite vitesse par deux orifices, l'un grand, l'autre étroit; le volume pénétrant par l'orifice étroit, en un temps donné, sera incomparablement inférieur à celui qui pénétrera, dans le même temps, par le grand orifice. De plus, dans l'effort inspiratoire, la bouche grande ouverte, il semble y avoir une contraction du voile du palais, qui vient obturer le rhino-pharynx.

Nous pouvons presque dire que lors d'une inspiration faite la bouche largement ouverte, il ne passe pas d'air par le nez. Mais, l'orifice buccal devenant progressivement plus étroit, l'air passe davantage par le nez, jusqu'à ce que la bouche se fermant, l'air passe en totalité par l'orifice nasal.

De sorte que le conduit nasal ne prend toute sa valeur que lorsqu'on inspire, la bouche fermée.

De ces données, nous pouvons conclure :

1° Que l'homme normal ne fait usage de l'orifice buccal que dans quelques respirations profondes :

2° Que l'homme porteur d'un nez obstrué en totalité ouvre la bouche constamment ; le sujet au nez partiellement obstrué inspire par le nez, même en tenant la bouche ouverte.

Mais cette respiration par la bouche demande encore à être étudiée de près. Nous avons vu que par besoin, les abaisseurs de la mâchoire rompent en leur faveur l'équilibre qui existe naturellement entre eux et les élévateurs : il en résulte une certaine élongation de ces derniers. En conséquence, la bouche est entr'ouverte : elle reste ainsi pendant la respiration ordinaire, dans laquelle, comme on sait, la volonté n'intervient pas. Telle est l'attitude des sujets dont le nez est obstrué et en particulier des petits adénoïdiens. Or, cette entr'ouverture de la bouche constitue un petit orifice rectangulaire, une fente transversale, délimitée en réalité par les dents supérieures et inférieures qui ne sont écartées les unes des autres que de 2 à 3 millimètres. Comme la largeur de l'orifice buccal est de 25 à 35 millimètres, nous pouvons ainsi lui assigner comme surface 75 à 105 millimètres carrés. Cette superficie est bien inférieure à la superficie d'une seule narine. On voit donc combien la respiration buccale est inférieure à la respiration bi-narinaire, en dehors de la fonction rhino-pharyngienne.

De temps en temps, la volonté intervient, alors la bouche s'ouvre plus largement ; elle peut présenter un orifice de sept à neuf centimètres carrés. Mais si, pendant que la surface de la bouche est aussi vaste, la force thoracique restait la même, la vitesse de pénétration de l'air serait presque nulle et le volume d'air inspiré ne serait pas plus abondant que celui qui pénètre avec une grande vitesse par un orifice plus étroit. Le sujet est donc obligé de dépenser une force thoracique maximum. Mais ces dépenses de force ne peuvent pas être ni constantes, ni même fréquentes.

En définitive, on voit combien la respiration buccale est inférieure à la respiration nasale, abstraction faite de la fonction rhino-pharyngienne : dans la respiration courante, l'orifice buccal est manifestement plus étroit que l'orifice bi-narinaire ; dans la respiration profonde, l'orifice buccal est vaste, mais la force thoracique dépensée doit être fort grande pour que le sujet puisse bénéficier de cette largeur d'orifice.

Ces conclusions ne sont pas de simples vues de l'esprit : elles sont confirmés par les tracés pneumographiques qui suivent.

Ces tracés ont été obtenus à l'aide du pneumographe (modèle Verdin). Nous avons examiné ainsi la respiration exclusivement nasale et exclusivement buccale de quelques sujets. Chacun d'eux nous a donc fourni deux tracés. Nous publions les quatre suivants, pris parmi nos nombreuses expériences.

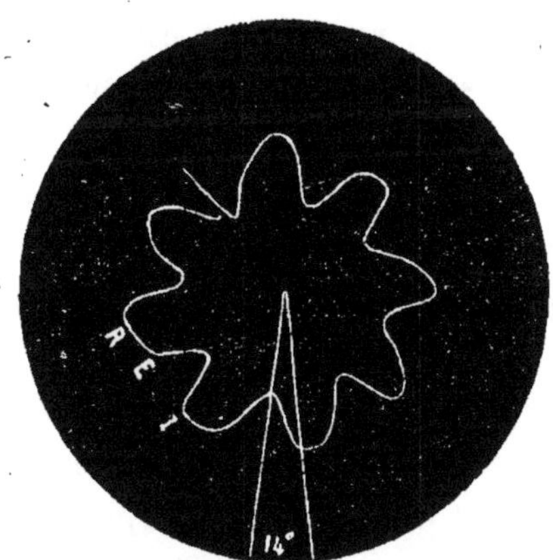


Fig. 12. — Tracé de la respiration nasale du sujet A (Durée de la rotation du disque : 36 secondes) ; I, inspiration ; E, expiration ; R, repos.

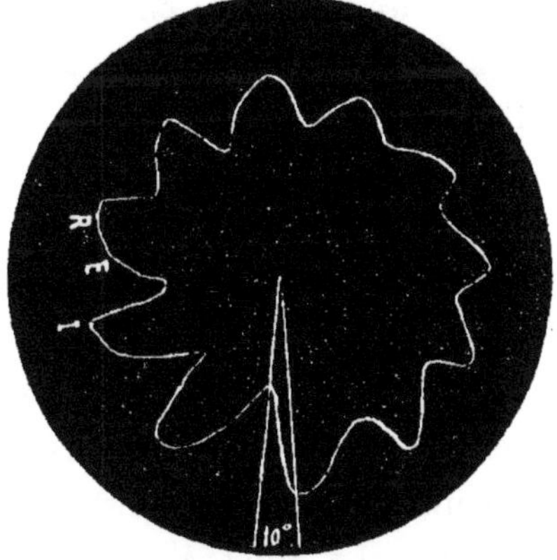


Fig. 13. — Tracé de la respiration buccale du sujet A (Durée de la rotation du disque : 36 secondes).

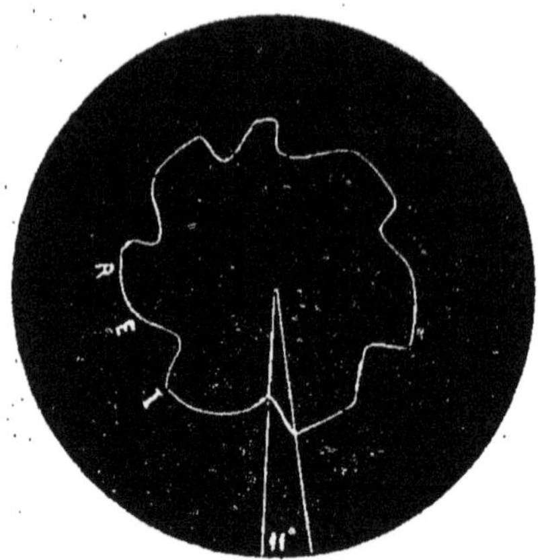


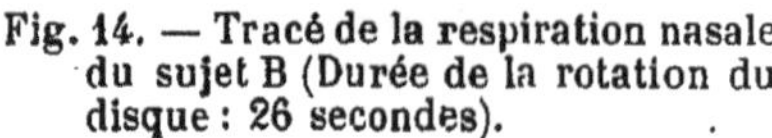
Fig. 14. — Tracé de la respiration nasale du sujet B (Durée de la rotation du disque : 26 secondes).

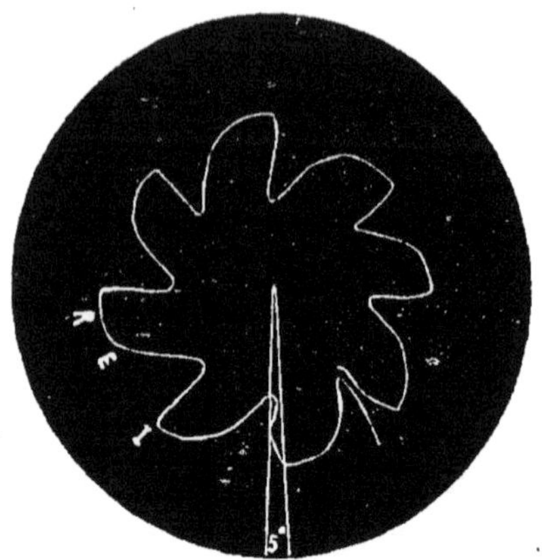


Fig. 15. — Tracé de la respiration buccale du sujet B (Durée de la rotation du disque : 26 secondes).

Les tracés ci-dessus ont été inscrits sur un disque animé d'un mouvement circulaire uniforme de droite à gauche. Chaque respiration est figurée par un angle à sommet dirigé vers le centre : l'inspiration est représentée par le côté de droite, l'expiration par le côté gauche, lorsqu'on place le sommet de l'angle en haut. On voit nettement que chaque angle est séparé de l'angle suivant par une ligne circulaire, temps de repos où le style est resté immobile.

L'amplitude de chaque mouvement respiratoire est traduit par la longueur absolue du tracé; sa durée est représentée par l'arc qu'il occupe.

Pour obtenir le tracé de la respiration nasale, le sujet fermant la bouche respirait naturellement par le nez ; pour obtenir le tracé buccal, le sujet respirait uniquement par la bouche, le nez étant obturé.

Par l'examen des tracés ci-dessus, on peut d'abord se rendre compte que, dans un temps donné, le nombre des respirations buccales est plus grand que celui des respiration nasales. Le sujet A fait 9 respirations nasales en 36 sec tandis qu'il fait 11 respirations buccales dans le m (soit 16 et 18 à la minute); le sujet B fait 7 resp et 9 respirations buccales en 26 secondes (soit 16 et 20 à la minute).

Nous devons conclure de cette augmentation du nombre des respirations que chaque inspiration buccale procure moins d'air au sujet que chaque inspiration nasale, car le sujet a un même besoin d'air pour chaque temps. Comme, d'autre part, l'inspiration buccale occupe un arc de cercle manifestement plus petit — autrement dit un temps plus court — et qu'elle est souvent plus ample, on doit en conclure que l'orifice buccal est plus étroit que l'orifice nasal.

En effet une inspiration ample constitue un effort, dont la durée doit nécessairement être courte si l'orifice est étroit, car nous avons vu que le travail mécanique inspiratoire est d'autant plus grand que l'orifice est petit. De plus, comme les inspirations buccales sont souvent plus amples que les inspirations nasales et que leur brièveté détermine une vitesse de pénétration plus grande de l'air inspiré ; si les orifices étaient de même valeur, le nombre des respirations buccales serait inférieur ou au moins égal à celui des respirations nasales, ce qui n'est pas. On doit donc conclure que lorsque, dans l'inspiration buccale, le thorax s'amplifie largement, l'air introduit est peu abondant en raison de la brièveté de l'inspiration et de la valeur inférieure de l'orifice. Cet air introduit dans le thorax amplifié se dilate pour l'occuper, mais son poids absolu est bien moindre que celui de l'air introduit par l'inspiration nasale, lequel se trouve en quantité suffisante pour remplir la cavité thoracique, sans se dilater.

Si les inspirations buccales sont souvent plus amples que les inspirations nasales, on peut constater (notamment dans le tracé du sujet A) qu'elles sont quelquefois moins amples. En ce cas, elles sont aussi plus courtes, fait qui vient encore démontrer l'infériorité de l'orifice buccal.

On voit donc, comme nous l'avons dit plus haut, qu'il existe une véritable compensation à l'insuffisance respiratoire buccale, caractérisée par :

1° l'augmentation du nombre des mouvements respiratoires;
2° l'intervention d'efforts inspiratoires.

En résumé, le tracé pneumographique montre que le nez laisse passer plus d'air que la bouche à chaque inspiration, que les respirations nasales sont lentes, régulières, régulièrement espacées et d'amplitude à peu près égale, conditions des plus importantes au point de vue de l'action exercée par les mouvements respiratoires sur la circulation. Dans la respiration buccale, au contraire, les conditions sont inverses et nuisibles par conséquent à la fonction circulatoire.

Le tracé pneumographique vient encore confirmer cette opinion, paradoxale en apparence, que l'inspiration buccale procure moins d'air que l'inspiration mono-narinaire.

En effet, les deux tracés suivants ont été obtenus par les sujets A et B, respirant par une seule narine, l'autre étant obstruée.

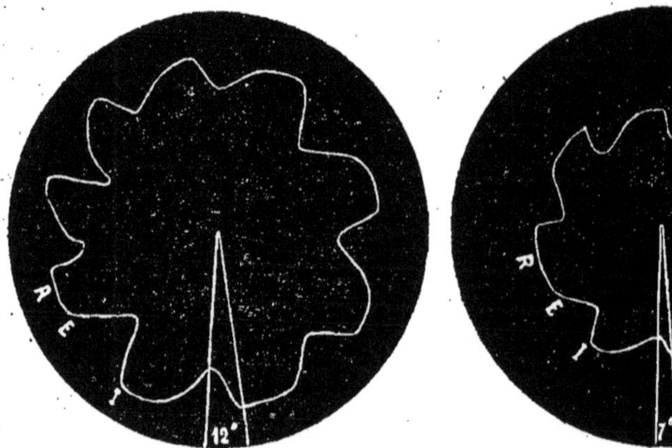


Fig. 16. — Tracé de la respiration mono-narinaire du sujet A (Durée de la rotation du disque : 36 secondes).

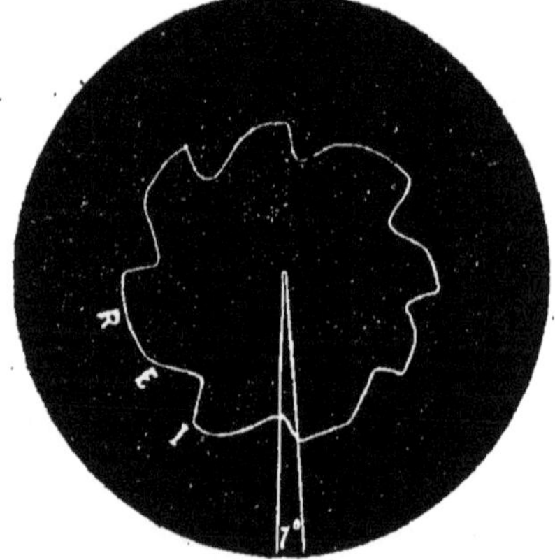


Fig. 17. — Tracé de la respiration mono-narinaire du sujet B (Durée de la rotation du disque : 26 secondes).

Ces tracés mono-narinaires présentent la même configuration générale que les tracés bi-narinaires et presque le même nombre d'inspirations. On voit nettement que la narine possède une valeur intermédiaire, moindre que celle de l'orifice bi-narinaire, mais supérieure à celle de l'orifice buccal.

## IV

Il nous reste à examiner en détail comment l'homme fait usage de la bouche en tant qu'orifice respiratoire, soit à l'état normal, soit à l'état pathologique.

Normalement l'usage de la bouche dans l'acte respiratoire est rare. L'inspiration forcée, nécessitée par les efforts de parole ou de chant, le soupir, le bâillement et le hoquet s'accomplissent la bouche ouverte. Le soupir et le bâillement sont identiques de nature ; le soupir n'est qu'un bâillement de faible intensité, et qui peut être volontaire. Ces deux actes interviennent, lorsque l'apport de l'air inspiré ayant été insuffisant depuis un certain temps, l'organisme éprouve le besoin de réparer cette déperdition. Pour s'expliquer que, respirant au moyen d'un orifice normal, un homme puisse ne pas prendre le volume d'air nécessaire, il faut faire intervenir un facteur important : la force employée pour respirer.

Le travail nécessaire pour dilater la poitrine, quoique peu considérable, n'en demande pas moins un certain effort ; or, dans quelques circonstances, où le sujet est soumis à des influences dépressives : ennui, sommeil, etc., la force nerveuse n'est plus suffisante pour produire des ampliations thoraciques complètes : il en résulte un moindre apport d'air, et une déperdition au bout d'un temps donné.

Lorsque la déperdition arrive à un certain degré, il se produit un réflexe dilatateur destiné à rétablir l'équilibre. Cette dilatation est spasmodique, brusque, rapide : l'air doit pénétrer dans le thorax le plus rapidement possible ; il est nécessaire de présenter à l'air l'orifice le plus grand : le sujet ouvre la bouche.

Le mécanisme du hoquet est à peu près le même. C'est une inspiration brusque, convulsive, et comme avortée qui s'accompagne d'un bruit rauque et d'une secousse plus ou moins énergique du thorax et de l'abdomen (1). La dilatation brusque du thorax exige que l'air pénètre rapidement ; d'où la nécessité

(1) Mercier. — *Contribution à l'étude du hoquet*, thèse de Paris, 1880.

pour le sujet de présenter un orifice respiratoire plus vaste : la bouche et les narines aspirant conjointement.

Dans l'acte expiratoire, la toux et l'éternuement sont les modes correspondants aux modes inspiratoires précédents : lorsqu'une mucosité ou un corps étranger encombre l'arbre respiratoire, sa présence détermine un effort expiratoire brusque et énergique pour l'expulser. Une grande quantité d'air étant expirée dans un temps très court, la bouche s'ouvre mécaniquement.

On voit en définitive que les circonstances dans lesquelles un sujet normal emploie la bouche dans l'acte respiratoire sont assez rares ; la bouche s'ouvre seulement dans les actes de défense respiratoire réflexe.

Considérons maintenant ce qui se passe à l'état pathologique, c'est-à-dire dans l'état d'obstruction nasale totale ou partielle.

Nous croyons pouvoir établir deux cas :

a) Le nez est totalement obstrué : la respiration buccale est la seule possible.

Le sujet n'a à sa disposition qu'un orifice respiratoire de valeur inférieure. Il subit une déperdition sur le volume d'air inspiré à chaque mouvement de dilatation. D'où un déficit qui, en se répétant 18 fois en moyenne par minute, et 23,040 fois environ par 24 heures, devient de plus en plus fort à mesure qu'il se prolonge. Cette déperdition dans la ration d'oxygène nécessaire amène des troubles généraux sur lesquels nous reviendrons plus loin.

L'effort compensateur ne peut réparer qu'en partie l'anoxyhémie qui en résulte.

b) Le nez obstrué présente encore une certaine valeur.

Dans ce cas, le sujet n'est pas constamment forcé d'ouvrir la bouche pour respirer ; il peut conserver l'attitude normale : sa bouche est fermée.

Mais, au bout d'un temps plus ou moins court, suivant le degré de l'obstruction nasale, ce sujet est obligé de faire une inspiration ou une série d'inspirations plus énergiques, car le besoin d'oxygène se déclare : alors la bouche s'ouvre. Le besoin satisfait, le sujet reprend la série de ses petites inspirations insuffisantes.

L'obstruction nasale étant souvent sous la dépendance de troubles vasculaires de la pituitaire, on conçoit que, dans ces cas, elle peut varier suivant les circonstances qui influent sur la circulation.

Une des plus notables est le décubitus dorsal. Dans cette situation, et surtout pendant le sommeil, la circulation céphalique est ralentie : le sang peut stagner dans le tissu caverneux des cornets qui, gonflés comme des éponges, déterminent ou augmentent l'obstruction du nez.

De nombreux sujets qui respirent passablement pendant le jour, sont gênés la nuit, et par une coïncidence sur laquelle nous reviendrons, c'est surtout pendant la nuit qu'apparaissent les crises d'asthme.

Sans aller jusqu'à l'asthme, de nombreux sujets se plaignent d'un certain degré d'oppression nocturne, oppression explicable par l'obstruction nasale.

D'autres sujets remarquent qu'étant couchés sur un côté, la narine correspondante s'obstrue ; changent-ils de côté, l'obstruction change de narine. Ce fait assez ordinaire tient encore à des troubles circulatoires. En effet, le sujet étant étendu sur le côté, le sang qui circule dans le tissu caverneux du cornet y stagne en partie, par l'effet de la pesanteur : d'où gonflement et obstruction, qui disparaissent lorsque la tête est couchée du côté opposé.

D'autres causes, assez multiples, font que l'obstruction nasale est plutôt ressentie pendant la nuit. En effet, dans l'état de sommeil, la respiration est moins ample car, la force employée est moindre, le nombre des respirations diminue ; la volonté est absente ; enfin, dans le repos horizontal, une partie du thorax reposant sur le lit, est immobilisée.

En définitive, pendant la nuit, de nombreux sujets souffrent davantage de l'obstruction nasale, à tel point que cette obstruction, presque entièrement compensée le jour, n'est sensible que la nuit.

## CHAPITRE V

# Rhinométrie et Thoracodynamométrie

Lorsque nous avons voulu mesurer les orifices respiratoires, nous nous sommes bientôt rendu compte qu'il était impossible de calculer leur surface, soit directement, soit indirectement. Directement, il eût fallu prendre les mesures de ces orifices sur chaque sujet; encore ne présentent-ils pas de forme géométrique dont on puisse calculer aisément la surface.

Indirectement, on pouvait utiliser la formule :

$$V = s\ v\ t$$

que nous avons citée plus haut (1), et dont on aurait tiré :

$$s = \frac{V}{v\ t}$$

mais on sait que cette formule est toute théorique, car la veine gazeuse se contracte après son passage à travers l'orifice et le coefficient de contraction est ici impossible à déterminer, même approximativement.

Nous avons résolu par un détour ce problème qui consiste à mesurer l'orifice. En effet, peu nous importe de connaître sa surface en millimètres carrés : ce qui nous intéresse, c'est de savoir à quel volume d'air, en un temps donné, l'orifice étudié peut donner passage.

(1) Voir Chapitre III.

Nous y sommes parvenu au moyen de l'appareil auquel nous donnons le nom de Rhinomètre. Ce que nous entendons par valeur rhinométrique de l'orifice, c'est le volume d'air auquel cet orifice a donné passage en un temps donné et par un effort donné : c'est seulement dans ce sens que nous pouvons établir le rapport :

$$\frac{o}{o'} = \frac{v}{v'}$$

et non pas dans le sens absolu, car nous avons montré plus haut que si le volume inspiré ($o$) et la section de l'orifice ($v$) croissent dans le même sens, il ne saurait y avoir proportionnalité directe entre ces deux termes, puisque la vitesse de pénétration de l'air devient plus grande si l'on respire par un orifice plus petit.

Une autre question offrait une certaine difficulté pratique. En effet, si les narines présentent un calibre à peu près fixe, car on peut négliger leur variation, la bouche offre des attitudes diverses, qui lui donnent, suivant le degré d'ouverture, des surfaces d'orifice très différentes. L'embout nasal pouvait être construit de manière à s'adapter à l'orifice narinaire, mais quel diamètre devait-on assigner à l'embout buccal ?

Nous avons vu précédemment que la bouche — en tant qu'orifice respiratoire — ne présente que deux attitudes : la bouche entr'ouverte, dont la section d'orifice est moindre que la section d'une seule narine, et la bouche largement ouverte, comme dans le bâillement.

Nous avons donné à l'embout buccal le diamètre de l'embout narinaire : ainsi, nous conservons à peu près les proportions naturelles, et nous avons l'avantage d'une mesure relativement fixe pour tous les sujets.

Cette question du calibre de l'embout buccal est de grande importance ; en effet, puisque, comme nous le disons, l'effort inspiratoire doit être maximum dans l'épreuve rhinométrique, en donnant à cet embout un orifice très large ou un orifice étroit, le débit varie dans de grandes proportions. Nous avons voulu nous rapprocher de l'état normal et nous avons donné, en définitive, à l'embout buccal le calibre de l'embout narinaire.

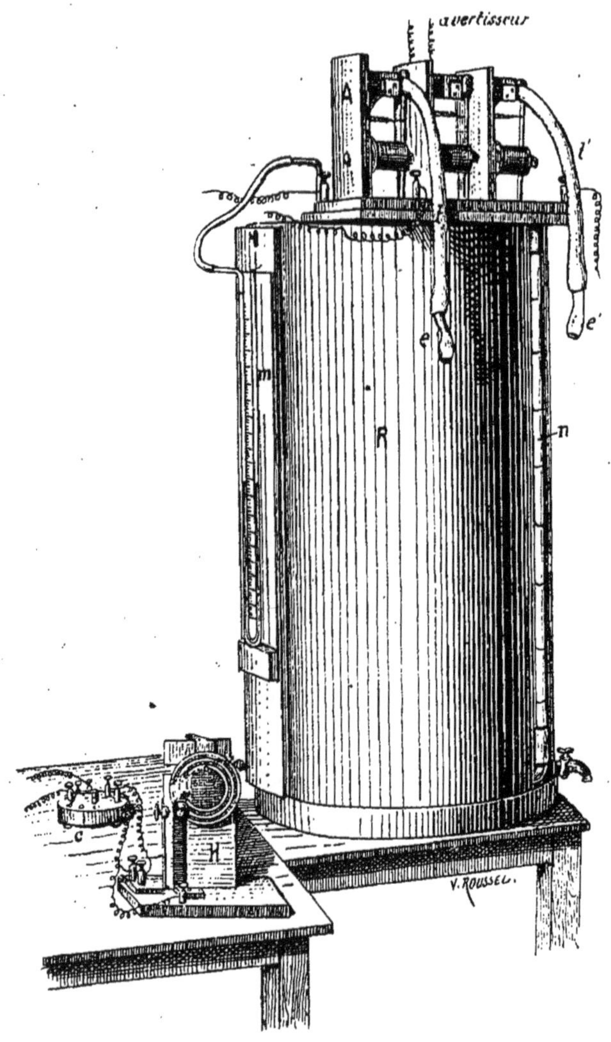


Fig. 18. — Rhinomètre

Ainsi, l'orifice buccal se trouve avantagé, car la bouche entr'ouverte est en réalité plus petite qu'une narine. La valeur buccale obtenue par l'épreuve est trop forte et, par suite, la valeur nasale est trop faible. Mais cet inconvénient, une fois connu, est négligeable, surtout si on le met en balance avec l'avantage important d'avoir des mesures comparables pour tous les sujets.

Le Rhinomètre (fig. 18) est un appareil destiné à mesurer le degré de la respiration nasale. Il peut servir aussi à calculer la force des parois thoraciques et mérite à cet égard le nom de Thoracodynamomètre.

L'appareil se compose essentiellement d'un récipient R de capacité connue (40 litres), capacité qu'on peut diminuer en remplissant plus ou moins le récipient avec de l'eau ; un niveau *n* indique quelle quantité d'eau se trouve dans l'appareil. Ce dernier est percé de quatre orifices, dont le premier fait communiquer la cavité du récipient avec un manomètre *m*. Les trois autres orifices ont un diamètre de 2$^{cm}$ ; par ces orifices débouchent dans le récipient trois tubes de caoutchouc *t*, *t*, *t* d'un diamètre de 1$^{cm}$; (le tube médian a été enlevé sur la figure pour montrer le fonctionnement de l'électro-aimant). Ces trois tubes sont munis d'embouts appropriés ; un embout buccal médian, deux embouts narinaires latéraux. Ces trois embouts sont de diamètre égal : leur calibre varie suivant l'âge et la taille des sujets. L'appareil A, composé de trois électro-aimants, destinés à écraser les trois tubes, est actionné par le mouvement d'horlogerie H. Ce mouvement détermine la rotation d'un disque d'ébonite, sur lequel sont fixés trois cercles métalliques concentriques *o o'* et *o''*, interrompus en *i i'* et *i''*. Un contact s'applique sur un des cercles métalliques, et donne passage au courant, les électro-aimants fonctionnent, les tubes sont fermés ; lorsque, le disque étant en mouvement, le contact ne touche plus que les interruptions, le circuit est ouvert, les électro-aimants ne fonctionnent plus, les tubes de caoutchouc s'ouvrent et l'inspiration est possible. Le contact peut être mis en communication avec l'un quelconque de ces trois cercles, dont les interruptions sont calculées de telle sorte qu'elles représentent une seconde, trois quarts de seconde, une demi-seconde. Un contact, établi sur la circonférence du disque, actionne une sonnerie qui avertit le sujet en expérience, un temps très court avant l'ouverture du tube. Avec un peu d'exercice, le sujet fait coïncider le début de son effort inspiratoire avec l'ouverture des tubes. L'écrasement de ces derniers par les électro-aimants met fin à l'inspiration dans l'appareil.

Enfin, un commutateur *c* permet de faire fonctionner soit l'électro-aimant médian seul dans l'inspiration buccale, soit les deux électro-aimants latéraux simultanément dans l'inspiration bi-narinaire, soit un des deux électro-aimants latéraux dans l'inspiration mono-narinaire. Les tubes dont l'écrasement ne doit pas avoir lieu sont obturés avec des pinces.

## I

*Mesure des Orifices respiratoires.* — Mesurer la respiration nasale, c'est comparer chez un même sujet la valeur de l'orifice nasal à la valeur de l'orifice buccal autrement dit, si par B nous désignons la bouche et par N le nez, c'est établir le rapport :

$$\frac{N}{B}$$

En effet, l'orifice buccal respiratoire peut être considéré comme possédant une valeur constante chez tous les sujets ; anatomiquement sa constitution ne varie pas. Il n'en est pas de même de l'orifice nasal ; de nombreuses conditions en altèrent la valeur.

En somme, B représentant l'unité, le rapport $\frac{N}{B}$ sera la mesure de l'orifice nasal.

Ces notions posées, voici comment l'on procède à l'épreuve rhinométrique :

Le sujet, après avoir complètement vidé sa poitrine, inspire par la bouche au moyen du tube médian dans le récipient, dont le contenu, avant toute expérience, est à la pression atmosphérique. Cette inspiration doit être effectuée avec le maximum de force dont dispose le sujet : ainsi, à chaque épreuve, la force thoracique dépensée par le sujet sera sensiblement égale. Une sonnerie spéciale indique au sujet en expérience le moment où il doit commencer à inspirer : au bout du temps fixé, l'électro-aimant obture complètement le tube de caoutchouc et l'inspiration cesse. Les temps employés pour l'inspiration sont une seconde, trois quarts de seconde et une demi-seconde. Ces temps peuvent être employés indifféremment, car l'expérience m'a montré que le rapport $\frac{N}{B}$ ne varie pas pour un même sujet, quel que soit le temps employé. Mais, comme la durée de l'effort doit être proportionnée à la force thoracique du sujet, le temps de l'épreuve est plus court pour les enfants et n'atteint une seconde que chez les sujets vigoureux.

Lorsqu'on inspire énergiquement par la bouche, il ne passe pas d'air par le nez, comme nous l'avons vu. En cas de paresse ou de paralysie du voile du palais, on devrait obturer les narines, pendant l'inspiration buccale.

Après l'épreuve, le manomètre indique une pression négative : cette pression est celle de l'air contenu dans le récipient et dans la poitrine du sujet à la fin de l'inspiration. En effet, à ce moment, le récipient et la poitrine du sujet forment un système, communiquant au moyen du tube.

Nous connaissons la pression initiale de ce système et son volume, car avant l'expérience, le sujet a vidé sa poitrine aussi complètement que possible : avant l'inspiration, le système ne présentait donc comme volume que celui du récipient. A la fin de l'inspiration, l'air qui était contenu dans ce récipient est contenu dans ce dernier et dans la poitrine, qui s'est dilatée par l'inspiration. Le degré manométrique lu indique quelle est la pression de l'air contenu à ce moment dans ce système. Par la diminution de la pression, nous pouvons juger de l'augmentation de volume subie par le système tout entier (loi de Mariotte). Le récipient est de 40 litres : si le manomètre indique que le nouveau volume du système est de 41 litres, par exemple, on doit en conclure que 1 litre a pénétré dans le thorax pendant l'expérience. La quantité d'air qui a pénétré dans la poitrine, ou, plus simplement, la pression à la fin de l'inspiration, indique donc ce que l'orifice examiné a laissé passer d'air, autrement dit, la valeur de l'orifice.

Pour obtenir la valeur de N, le sujet introduit dans ses deux narines deux embouts de verre qui obstruent hermétiquement les orifices narinaires et qui sont adaptés à deux tubes de caoutchouc débouchant séparément dans le récipient. L'inspiration a lieu avec la même force maximum et dans un même temps. Si dans l'épreuve précédente — inspiration buccale — il n'était pas nécessaire d'obstruer le nez, car nous savons que dans l'effort inspiratoire buccal il ne passe pas d'air par le nez — ici, au contraire, la bouche doit être fermée. Le degré manométrique indique comme précédemment la valeur de N.

On peut déterminer de la même manière la valeur de chaque narine prise séparément, en faisant inspirer par chaque narine successivement, l'autre étant obstruée. On observe ici un fait particulier sur lequel nous avons attiré l'attention plus haut : c'est que la valeur de l'orifice bi-narinaire est toujours inférieure à la somme des valeurs des orifices mono-narinaires. En effet, si $2n$ représente l'orifice bi-narinaire et $n$, l'orifice narinaire, on trouve :

$$(n + n)\ d = 2\ n$$

autrement dit, la somme des orifices narinaires doit être multipliée par $d$ (coefficient de déperdition narinaire moindre que l'unité) pour égaler la valeur de l'orifice nasal, pris dans son ensemble. Nous avons expliqué ce fait, en montrant que pour une narine respirant seule, l'augmentation de la vitesse de pénétration de l'air vient compenser en partie le désavantage qu'offre la diminution de l'orifice.

Il faut remarquer encore que la valeur de *d* est variable : on verra par nos observations qu'elle se rapproche de l'unité, lorsque les fosses nasales sont rétrécies. A l'état normal, chaque orifice narinaire a une grande valeur, leur somme dépasse de beaucoup la valeur réelle de l'orifice nasal; plus les orifices mono-narinaires se rétrécissent, plus leur valeur propre diminue et plus leur somme se rapproche de la valeur totale de l'orifice bi-narinaire.

On voit, en définitive, qu'un sujet ne respirant que d'une narine — l'autre étant obstruée — possède encore plus de la moitié de l'orifice bi-narinaire.

Les recherches auxquelles nous nous sommes livré, montrent rapidement que l'orifice nasal donne passage normalement, pour un temps égal et un effort égal, à un plus grand volume d'air que la bouche. Celle-ci valant 1, le nez vaut au moins 1,20 chez l'homme normal (1). Ce chiffre ne pourra être établi définitivement qu'après un nombre d'épreuves plus considérable que celui que nous avons pratiqué jusqu'à présent.

## II

Le rhinomètre, comme nous avons dit, peut être employé comme Thoracodynamomètre, c'est-à-dire peut montrer quel travail mécanique effectuent les parois thoraciques en un temps limité ou illimité, au moyen d'un orifice de valeur donnée. L'orifice comparable chez tous les sujets étant l'orifice buccal, la force thoracique d'un sujet devra donc être représentée par le degré rhinométrique obtenu au moyen de l'inspiration buccale la plus énergique. Le chiffre ainsi obtenu ne représente pas la force réelle du sujet, ainsi que nous le verrons : mais un chiffre comparatif pour les différents sujets.

(1) Nous avons déjà fait observer que ce dernier chiffre est au dessous de la vérité, car nous donnons à l'embout buccal un calibre supérieur à l'ouverture réelle de la bouche pendant la respiration ordinaire.

Connaissant la surface sur laquelle pèse la pression extérieure, et d'après les données du manomètre, la différence des pressions intra et extra-thoraciques, nous avons donc le poids total auquel doit faire équilibre la force thoracique du sujet, à la fin de son inspiration dans le récipient.

Pour évaluer le travail mécanique effectué pendant cette inspiration, il nous reste à connaître :

a) Quel poids a été soulevé, depuis le début jusqu'à la fin de l'inspiration ;

b) A quelle hauteur ce poids a été soulevé.

Ces questions ne peuvent être résolues qu'approximativement, c'est-à-dire qu'il nous est impossible d'arriver à des chiffres absolument exacts : mais nous devons faire remarquer que nous cherchons des chiffres comparatifs et qu'en appliquant des procédés identiques à des sujets différents, nous atteignons notre but, même si ces procédés ne sont pas d'une certitude mathématique.

On nous permettra de faire observer d'ailleurs que si nous avons le souci d'employer des procédés exacts, notre sujet échappe souvent à la précision mathématique. Des circonstances fort complexes interviennent, circonstances qu'on ne peut apprécier exactement et qui rendent impossible l'application des méthodes rigoureuses de calcul à l'étude de ces phénomènes.

Ainsi, comme nous l'avons vu, le poids à soulever par le piston, ou par la paroi thoracique, peut s'exprimer comme il suit :

$$(H - h)\ d\ s$$

$H$ étant la pression atmosphérique,

$h$, la pression à l'intérieur de la poitrine,

$d$, la densité du mercure,

$s$, la surface pulmonaire extérieure.

La différence $H—h$ nous est donnée par la lecture du manomètre, mais la surface thoracique correspondant à un volume inspiré quelconque serait impossible à déterminer si nous ne considérions comme semblables les formes successives du poumon à ses différents états de dilatation. Cette proposition peu probable, rigoureusement parlant, est néanmoins assez rationnelle pour que nous l'admettions approximativement. Nous déterminerons alors cette surface à l'aide de la méthode exposée plus haut (Détermination de la superficie pulmonaire).

Mais, après avoir calculé le poids supporté par les parois thoraciques, lorsque l'inspiration dans le rhinomètre cesse (1), nous devons nous rendre compte que ce poids a été nul au début, puisqu'il y avait équilibre entre les pressions intra et extra-thoraciques, et qu'il n'a atteint son maximum qu'à la fin de l'inspiration rhinométrique.

Nous ignorons si ce poids s'accroît progressivement, ou même s'il s'accroît d'une manière régulière, et nous n'avons vraisemblablement aucun moyen de le déterminer. Pour la plus grande simplicité du calcul, et parce qu'aucun procédé ne nous semble meilleur, nous supposerons qu'un poids constant a été soulevé pendant l'inspiration et que ce poids est la moyenne entre 0 et le poids final, c'est-à-dire la moitié de ce dernier.

Reste à déterminer la hauteur à laquelle a été soulevé ce poids pour avoir tous les éléments nécessaires à la détermination du travail effectué.

Pour atteindre ce but, construisons le schéma suivant, représentant le rhinomètre.

Le récipient A B C D, d'une contenance de 40 litres, présente sur sa paroi supérieure un orifice O. Au-dessus de ce récipient est adapté un corps de pompe K L C D.

Ce corps de pompe est un tronc de cône à partir de E F : l'espace E C F D est cylindrique.

Dans ce corps de pompe se trouve un piston P qui peut s'élever de E F en K L : en s'élevant, ce piston prend progressivement une surface plus grande, puisque les parois du

(1) Nous négligeons le poids des parois thoraciques elles-mêmes, ainsi que la résistance du tissu pulmonaire à la dilatation, car ces poids sont constants pour tous les sujets et relativement égaux.

corps de pompe vont en divergeant davantage à mesure qu'elles s'élèvent.

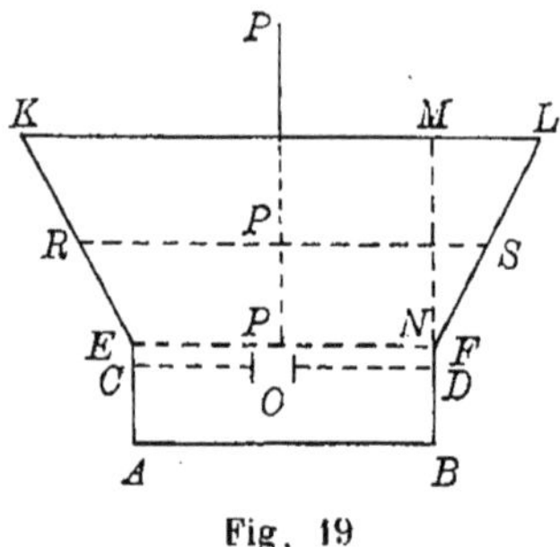


Fig. 19

La hauteur maxima à laquelle peut s'élever le piston est représenté par la ligne F M. Si le piston ne s'élève qu'en R S, la hauteur n'est que F N (1).

Voici comment en schéma représente l'épreuve rhinométrique.

A B C D est notre récipient.

O l'orifice par lequel ce récipient est en rapport avec la cavité thoracique (le nez ou la bouche).

La cavité thoracique est représentée par le corps de pompe K C L D : l'air résidual est contenu dans l'espace E F C D.

Le piston qui peut s'élever à des hauteurs différentes, c'est la surface pulmonaire qui, ainsi que nous l'avons vu, est de 10 $^{dm^2}$ dans l'état de vacuité relative (E F) et de 20 $^{dm^2}$ dans l'état de réplétion totale (K L).

Dans notre hypothèse, le cylindre E C F D contient 1040 $^{cm^3}$ et le tronc de cône K E F L contient 3310 $^{cm^3}$ ; dans ces conditions, si l'on a :

$$EF = 10^{dm^2}$$
$$KL = 20^{dm^2}$$

la hauteur F M du tronc de cône K E F L est égale à :

$$0^m,0225$$

(1) La lettre N, mal placée dans la figure, doit être reportée au point d'intersection des lignes R S et F M.

Pour déterminer cette hauteur à tous les états successifs de réplétion du thorax, nous supposerons encore que les poumons conservent une forme semblable à tous leurs états de dilatation. En conséquence, nous n'aurons qu'à déterminer la surface de la poitrine lorsqu'elle est relativement vide et lorsqu'elle contient un certain volume d'air (procédés indiqués précédemment). Nous connaîtrons ainsi le volume du tronc de cône et la surface de ses deux bases : la détermination de la hauteur de ce tronc de cône est fort simple.

Lorsque la capacité thoracique du sujet sera différente du chiffre moyen de $3310^{cm^3}$, nous pourrons toujours, en connaissant cette capacité, déterminer les deux bases du tronc de cône, et par suite sa hauteur.

Enfin, nous devons remarquer que le volume d'air aspiré dans le récipient est à une température bien inférieure à la température intra-thoracique ; de plus s'il est saturé de vapeur d'eau à cette température — car le fond du récipient contient de l'eau — il reste saturé par la température supérieure intra-thoracique.

Par conséquent, en passant du récipient dans la poitrine du sujet, l'air se dilate et le volume d'air emmagasiné dans le thorax est plus grand que le volume d'air pris dans le rhinomètre.

Cette circonstance exige une correction, grâce à laquelle nous pourrons déterminer quel volume d'air intra-thoracique devient un volume aspiré dans le récipient rhinométrique.

Un volume V à 15°, par exemple, saturé de vapeur d'eau dont la tension maximum est $f$, passant à la température intra-thoracique (35°5), le gaz étant encore saturé et la tension maximum étant F à cette température ; la pression barométrique étant $760^{mm}$ ; le coefficient de dilatation de gaz $\alpha$ ; ce volume devient :

$$V \times \frac{(1 + 35^{\circ}5\ \alpha)\ (H - f)}{(1 + 15^{\circ}\ \alpha)\ (H - F)}$$

ou, en effectuant :

$$V \times 1{,}116$$

Nous pouvons adopter ce coefficient comme moyenne pour la plupart de nos épreuves thoracodynamométriques, car les valeurs sur lesquelles ont porté nos calculs varient fort peu. En effet, la pression atmosphérique s'écarte peu de 760$^{mm}$, la température intra-thoracique est à peu près constante et la température moyenne des appartements peut être considérée comme peu éloignée de 15°.

Ce coefficient (1,116) n'est pas négligeable ; on arriverait à des résultats défectueux en n'en tenant pas compte, car on voit qu'un volume V se dilate de plus de 11 °/₀ en passant du récipient dans la poitrine.

Nous possédons maintenant toutes les données nécessaires à la détermination du travail mécanique accompli par un sujet pour faire pénétrer dans sa poitrine un volume d'air aspiré dans le rhinomètre. Ce travail est représenté par la formule suivante :

$$T = \frac{(H - h)\, d\, s\, a}{2}$$

dans laquelle :

T est le travail mécanique,

H, la pression atmosphérique,

*h*, la pression intra-thoracique à la fin de l'expérience.

(Ces deux pressions mesurées en hauteur de mercure).

*d*, la densité du mercure,

*s*, la surface du piston, ou surface pulmonaire extérieure,

*a*, la hauteur à laquelle s'est élevée le piston à la fin de l'expérience ou ampliation thoracique.

## III

En appliquant la formule que nous venons d'établir, dans les multiples recherches rhinométriques et thoracodynamométriques que nous avons faites — et dont on retrouvera quelques-unes dans la seconde partie de ce travail — nous avons constamment trouvé le rapport suivant entre les travaux mécaniques accomplis et les volumes inspirés :

$$\frac{T}{T'} = \frac{v^2}{v'^2}$$

$T$ et $T'$ représentant les travaux mécaniques nécessités par l'inspiration des volumes $v$ et $v'$.

D'autre part, on sait que nous mesurons les orifices respiratoires d'après les volumes d'air qu'ils peuvent laisser écouler; nous reconnaissons donc, comme base de notre système, une proportionnalité directe entre les orifices et les volumes inspirés, et l'on a :

$$\frac{v}{v'} = \frac{o}{o'}$$

Enfin, nous avons admis également que les ampliations thoraciques sont directement proportionnelles aux volumes inspirés, rapport qu'on peut traduire ainsi :

$$\frac{v}{v'} = \frac{a}{a'}$$

$a$ et $a'$ représentant les ampliations thoraciques qui correspondent à l'inspiration des volumes $v$ et $v'$.

De ces égalités, on peut déduire les proportions suivantes :

$$\frac{T}{T'} = \frac{v^2}{v'^2} = \frac{a^2}{a'^2} = \frac{o^2}{o'^2}$$

Ces rapports se sont présentés dans toutes les expériences; je n'ai pu arriver à les établir algébriquement, c'est-à-dire à en faire une loi générale : ils ne représentent donc qu'une loi expérimentale, qu'on peut énoncer ainsi :

Les travaux mécaniques auxquels donnent lieu deux inspirations différentes sont entre eux comme les carrés des volumes inspirés, comme les carrés des ampliations thoraciques, et comme les carrés des orifices respiratoires employés.

De cette loi, nous pouvons tirer les déductions suivantes :

A. D'après le rapport :

$$\frac{T}{T'} = \frac{v^2}{v'^2}$$

nous pouvons conclure que les volumes inspirés croissant comme :

1.2.3.4......

les travaux mécaniques nécessaires croîtront comme :

1.4.9.16......

la dépense de force nécessaire croît donc beaucoup plus vite que les volumes inspirés eux-mêmes.

B. Du second rapport :

$$\frac{T}{T'} = \frac{a^2}{a'^2}$$

On peut déduire que les ampliations thoraciques croissant comme :

1.2.3.4......

les travaux mécaniques nécessaires croissent comme :

1.4.9.16......

Cette ampliation est donc assez rapidement pénible.

C. Enfin, du dernier rapport.

$$\frac{T}{T'} = \frac{o^2}{o'^2}$$

nous pouvons déduire que les orifices croissant comme :

1.2.3.4....

les travaux mécaniques dépensés croissent comme :

1.4.9.16.....

Supposons donc qu'un même sujet, dont l'orifice buccal vaut 1 et l'orifice nasal 2, fasse, dans les mêmes conditions de temps et d'effort, successivement une inspiration par chacun de ces orifices. Les travaux mécaniques dépensés seront 1 pour l'inspiration buccale et $2^2$ ou 4 pour l'inspiration nasale. Si le nez de ce sujet est normal nous pouvons admettre que toute la force dépensée est utilisée, c'est-à-dire transformée en travail utile. Cette assertion n'est pas tout à fait exacte, mais elle nous paraît néanmoins pouvoir être admise.

Comme le sujet en question a dépensé dans les deux inspirations la même force thoracique de valeur 4; si, dans l'inspiration nasale il l'a utilisée entièrement, dans l'inspiration buccale, il n'en a utilisé que le quart, puisque le travail utile n'a que la valeur 1.

Or, on sait qu'une certaine quantité de travail dépensée sans effectuer aucun travail mécanique apparent, produit une quantité correspondante de chaleur. On peut donc supposer que dans l'inspiration buccale, les trois quarts de la force réellement dépensée ont été transformés en chaleur. Cette chaleur produite surtout au niveau de l'orifice rétréci et des passages étroits du conduit aérien, n'est probablement pas étrangère à la pathogénie des angines chroniques et des laryngites, qu'on observe dans l'obstruction nasale.

On voit donc, en définitive, que le dommage causé par un orifice respiratoire de valeur inférieure consiste en ce que :

*a*) il donne passage à un volume d'air moindre;

*b*) il cause l'inutilisation d'une grande partie de l'effort thoracique dépensé.

La valeur de l'effort inutilisé peut être calculée. En effet, supposons que $o$ soit l'orifice normal connu au moyen duquel, un effort produit T est intégralement dépensé; si un sujet doué d'une force thoracique égale, mais porteur d'un orifice respiratoire moindre $o'$ a produit un travail $T'$; d'après la formule :

$$\frac{T}{T'}=\frac{o^2}{o'^2}$$

nous pouvons connaître la valeur de $T'$ : c'est en effet :

$$T'=\frac{T\,o^2}{o'^2}$$

T représente donc le travail mécanique qu'aurait dépensé le sujet, s'il était doué d'un orifice normal ; ce travail qu'il n'a pas dépensé, il l'a produit néanmoins, mais il n'a pu utiliser que le travail T'.

L'inutilisation de travail est exprimée dans ce cas, par

$$T - T'$$

Nous pouvons encore déterminer le rapport qui existe entre la déperdition de force occasionnée par le fait d'un orifice anormal $o'$ et la déperdition causée par un orifice anormal $o''$. En effet, des rapports

$$\frac{T}{T'}=\frac{o^2}{o'^2} \quad \text{et} \quad \frac{T}{T''}=\frac{o^2}{o''^2}$$

nous pouvons tirer la relation suivante :

$$\frac{T - T'}{T - T''}=\frac{o^2 - o'^2}{o^2 - o''^2}$$

Dans cette équation,

T représente le travail mécanique utilisé par l'orifice normal $o$, autrement dit, l'effort réellement dépensé.

T', le travail utilisé en inspirant par l'orifice $o'$, de valeur moindre que $o$.

$T''$, le travail utilisé en inspirant par l'orifice $o''$, de valeur moindre que $o'$.

Par conséquent, $T - T'$ représente l'effort inutilisé du fait de l'inspiration par l'orifice $o'$, et $T - T''$ représente l'effort inutilisé du fait de l'inspiration par l'orifice $o''$.

Possédant ce rapport, nous pouvons déterminer l'une des quatre valeurs, les trois autres étant connues.

Enfin, étant données les égalités de rapports que nous avons admises précédemment, nous admettons les rapports suivants :

$$\frac{T - T'}{T - T''} = \frac{v^2 - v'^2}{v^2 - v''^2}$$

et

$$\frac{T - T'}{T - T''} = \frac{a^2 - a'^2}{a^2 - a''^2}$$

Les proportions que nous venons de déduire des épreuves rhinométriques sont indépendantes de la capacité du récipient dans lequel s'effectue l'inspiration. Elles concernent donc la respiration à l'air libre et les lois que nous venons d'énoncer s'appliquent à la respiration normale.

# DEUXIÈME PARTIE

---

## Étude de l'Insuffisance Nasale

## CHAPITRE PREMIER

# Étiologie

*Etiologie générale.* — L'insuffisance nasale est une affection qu'on observe à tous les âges. Si les végétations adénoïdes frappent surtout les enfants et les adolescents, les adultes et les vieillards sont souvent atteints de rhinites, de polypes du nez, de sinusites, etc. Les deux sexes sont également sujets à cette affection.

Certaines professions exposent particulièrement à l'insuffisance nasale par l'aspiration de poussières ou de vapeurs irritantes ; de même l'usage du tabac, l'abus de l'alcool peuvent congestionner à la longue le nez et le rhino-pharynx.

Nous montrerons plus loin que les races non-européennes ont un nez plus large et mieux conformé que les races européennes.

Les climats froids et humides semblent plus propres que les climats chauds et secs à la production des maladies rhino-pharyngées et nasales. Les coryzas répétés préparent naturellement à la rhinite chronique.

Nous ne pouvons malheureusement donner une idée exacte de la fréquence de l'insuffisance nasale. Les spécialistes l'observent beaucoup, mais parmi les malades qu'ils n'examinent pas, il en existe un grand nombre dont la respiration nasale n'est pas suffisante.

J'ai été souvent frappé — et c'est une observation que d'autres ont dû faire — de l'ignorance où sont presque toujours les sujets de l'insuffisance de leur respiration nasale, lorsque leur nez n'est pas complètement bouché. En examinant un sujet pour une affection de la gorge, par exemple, on doit toujours examiner les fosses nasales. Or, si l'on constate un rétrécissement notable de ces organes, et si l'on interroge le sujet sur la valeur de sa respiration nasale, celui-ci réfléchit un instant, renifle plusieurs fois et finit par répondre : « Oui, j'ai le nez assez libre. » Et bien souvent, l'homme qui fait cette réponse est forcé de respirer par la bouche une ou deux fois ou plus par minute et dort la bouche ouverte.

Il me paraît certain que l'homme ne peut en aucune façon, si son esprit n'est pas spécialement dirigé sur ce point, estimer la valeur de son orifice nasal. Comme d'autre part, l'estimation rhinologique actuelle se fait par à peu près, on conçoit que la très grande majorité des obstructions nasales restent ignorées et qu'une quantité de ces cas passent même par les mains des rhinologistes sans être absolument dépistés. D'autant plus qu'une cause d'erreur consiste dans la différence entre la respiration nasale pendant le jour et pendant la nuit, comme nous l'avons établi. On peut examiner un malade pendant le jour et lui reconnaître des fosses nasales suffisamment spacieuses alors que la nuit, par le concours des circonstances que nous avons énumérées plus haut, ces fosses nasales sont obstruées et que l'insuffisance nasale se déclare.

Ce fait a contribué à l'édification de la théorie du réflexe nasal, car à l'examen de quelques-uns de ses malades, Hack constatait une perméabilité suffisante des fosses nasales malgré certaines lésions et se fondait sur cet examen pour rejeter l'hypothèse étiologique de l'obstruction. Nous rapportons plus loin une de ces observations typiques, dans laquelle le malade qui souffrait de crises d'asthme, se plaignait d'obstruction nasale pendant la nuit. Il va sans dire qu'obstruction nasale et asthme étaient exclusivement nocturnes.

*Causes locales.* — Toutes les lésions qui ont pour résultat d'obstruer les fosses nasales entraînent l'insuffisance nasale :

c'est dire que pour définir l'étiologie de cette affection, nous avons à passer en revue toute la pathologie rhino-pharyngée.

Les maladies nasales qui causent l'insuffisance sont :

A. Les *malformations congénitales ou acquises du squelette.*

B. Les *phlegmasies aiguës ou chroniques de la pituitaire ou des sinus.*

C. Les *néoplasmes.*

La même classification peut être admise pour les maladies du rhino-pharynx.

Enfin, certaines lésions du pharynx buccal peuvent amener l'insuffisance nasale.

## I. *Maladies du nez*

A. *Malformations du squelette nasal.*

1° *Malformations congénitales.*

L'absence totale du nez est rare : elle a été observée par Maisonneuve chez une petite fille de neuf mois. Les narines peuvent être rétrécies ou oblitérées.

Les fosses nasales peuvent être étroites naturellement : il s'agit ici de la sténose congénitale des fosses nasales et du rhino-pharynx sur laquelle Escat (de Toulouse) (1) a attiré récemment l'attention.

Les sujets atteints, dit Escat, de sténose congénitale présentent des signes extérieurs, analogues à ceux qui caractérisent la sténose acquise, consécutive aux végétations adénoïdes. Le nez est étroit dès le jeune âge, mince et généralement busqué ; les narines sont très peu ouvertes, réduites parfois à une simple fente dont les bords sont très rapprochés ; les ailes du nez sont mal développées, aplaties ; le sillon naso-labial est fruste, sans profondeur ; le releveur des narines atrophié et impuissant. Les Grecs avaient déjà désigné cette conformation,

(1) Escat (de Toulouse). De la sténose congénitale des fosses nasales et du naso-pharynx. *Communication à la Société française de Laryngologie*, mai 1896.

qui n'avait pas échappé à leur observation, par le terme στενόρρινος, *qui a le nez aminci ou rétréci.*

La bouche est demi-ouverte, quelquefois complètement, quand l'atrésie nasale est considérable ; la lèvre supérieure découvre largement les dents supérieures, l'inférieure pend inerte ; l'orbiculaire des lèvres, qui a perdu sa tonicité, peut être frappé d'atrophie.

Toute la face est réduite dans ses diamètres transversaux, on dirait que le squelette comprimé dans le sens latéral n'a pu se développer que dans le diamètre sagittal ; la distance qui sépare les deux angles internes des yeux est courte, ainsi que le diamètre bi-molaire. Les pommettes sont affaissées par atrophie des sinus maxillaires.

Le thorax peut être atrophié comme chez les adénoïdiens ; on observe aussi la scoliose et la cyphose.

Mais ce qu'on observe à peu près constamment, parallèlement à ces déformations, ce sont les vices de développement des autres parties du squelette, du crâne et des membres, ainsi que tous les stigmates physiques de la dégénérescence héréditaire. La microcéphalie et la dolichocéphalie sont surtout fréquentes.

Dans les cas exagérés, les fosses nasales sont réduites à une fente étroite ; ce rétrécissement provoque au moindre catarrhe une imperméabilité presque absolue de ces voies.

Le bord inférieur du voile du palais est très rapproché de la paroi postérieure du pharynx ; d'où une étroitesse considérable du pharynx nasal ; cette sténose est visiblement due au squelette et non à l'hypertrophie des muqueuses.

Le toucher naso-pharyngien est difficilement pratiqué, car on arrive péniblement à séparer avec l'index le voile de la paroi spinale : le doigt pénètre à grand peine dans la cavité ; il s'y sent mal à l'aise ; il apprécie toutefois l'exiguïté des choanes et, dans certains cas, comme l'a signalé M. Castex, l'affaissement exagéré de la voûte du cavum, la proéminence exagérée de l'arc antérieur de l'atlas et de l'axis.

On doit ajouter que l'hérédité de ces sujets est plus ou moins chargée d'antécédents psychopathiques.

Dans ce groupe, nous devons citer encore l'*oblitération osseuse des choanes*, dont on a rapporté quelques cas. L'obstruction nasale est alors absolue.

2° *Malformations acquises.* — Les traumatismes, les brûlures, la syphilis, le lupus, etc., peuvent diminuer ou abolir la perméabilité nasale, par la formation de cicatrices vicieuses.

Les fractures des os propres du nez ou de la cloison peuvent également, en donnant naissance à des cals un peu volumineux, produire l'obstruction nasale.

Parmi les malformations acquises du squelette nasal, il n'en est pas de plus intéressante que les déviations de la cloison : l'intérêt de cette lésion provient de son extrême fréquence chez l'homme et de la gêne très notable qu'elle apporte d'ordinaire aux fonctions nasales. La cloison est régulière dans l'enfance. Zuckerkandl a constaté que jusqu'à sept ans elle est médiane et perpendiculaire. Il est à remarquer que la cloison nasale des animaux est toujours d'une régularité parfaite, tandis que la cloison nasale de l'homme est très rarement régulière.

Les chiffres suivants, dus à Zuckerkandl (1), donnent une vue d'ensemble sur la fréquence des déviations de la cloison :

Crânes européens.

Sur 370 crânes, la cloison est :

Symétrique dans 46,8 % des cas
Déviée dans .... 53,2 %

Crânes non européens

Sur 92 crânes, la cloison est :

Symétrique dans 73,9 % des cas
Déviée dans..... 26,1 %

(1) ZUCKERKANDL. Anatomie normale et pathologique des fosses nasales. *Traduction de Lichtwitz et Garnault.*

On peut par conséquent établir une différence notable entre les crânes européens et les crânes étrangers, car, comme on le voit, les déviations de la cloison sont chez nous plus fréquentes que chez les peuples non européens.

La cloison peut encore présenter — avec ou sans déviation — des crêtes osseuses qu'on désigne habituellement sous le nom d'éperon de la cloison. La crête osseuse ne se trouve ordinairement que sur un côté ; elle appartient toujours au vomer et suit la ligne d'insertion de cet os sur la lame perpendiculaire de l'ethmoïde.

La pathogénie de ces malformations est fort obscure. L'opinion commune est qu'il existe une différence notable entre le développement des fosses nasales proprement dites et celui de la cloison ; en effet ces organes proviennent de bourgeons embryonnaires différents et leur développement n'est pas parallèle.

Pour nous, nous admettons fort bien le trouble de développement ; en effet, si une lame verticale ne trouve pas dans le sens où elle se développe l'espace suffisant, elle se coude. De plus, comme la cloison est formée par la réunion de la lame perpendiculaire, du vomer et du cartilage de la cloison, on comprend que la déviation forcée puisse amener une sorte de désarticulation partielle entre le vomer et la lame perpendiculaire ; de ce désemboîtement provient sur une face de la cloison, un bourgeon cartilagineux ou osseux, qui forme l'éperon.

Mais, de ce fait que la déviation de la cloison en général ne s'observe pas (ou très exceptionnellement) avant l'âge de sept ans, que les crânes non européens en présentent une bien moindre proportion que les crânes européens, et qu'enfin les animaux n'en présentent, pour ainsi dire, jamais, ne peut-on admettre la théorie que nous avons défendue plus haut sur l'espace laissé au système naso-pharyngien entre le crâne et la face ?

Si l'espace laissé à ce système est étroit, on comprend que tous les organes qui le composent soient entravés dans leur développement ; les cornets sont souvent très hypertrophiés, (comme nous le verrons plus loin) et la cloison entravée dans sa croissance, se coude.

Lorsque l'homme sort de l'enfance, son cerveau s'accroît, son crâne s'agrandit, le front s'étend, c'est alors que la cloison voit arrêtée nettement sa progression en haut; c'est alors qu'elle se dévie.

Chez les races non européennes, où l'intelligence est moins développée, où le front est fuyant, l'espace laissé à la cloison est suffisant; on constate beaucoup moins de déviations de cet organe. Encore celles qu'on y a constatées sont-elles peut-être le résultat de traumatismes et de fractures.

D'après cette étiologie, les déviations de la cloison, et comme nous le verrons, le gonflement et l'hypertrophie chronique de la pituitaire seraient la conséquence indirecte du développement intellectuel.

Nous le répétons, les déviations et les éperons de la cloison sont extrêmement fréquentes dans nos pays. Bien souvent les sujets en ignorent l'existence, car leur respiration nasale ne les inquiète guère, et tant que l'air peut passer par le nez, ils ne songent pas à consulter; bien plus, de nombreux sujets vivent avec un nez obstrué, sans se douter naturellement des graves inconvénients de leur situation et sans faire remonter à leur source véritable les troubles dont ils se plaignent.

B. *Phlegmasies aiguës ou chroniques de la pituitaire ou des sinus.*

1° *Phlegmasies aiguës de la pituitaire.*

a. *Rhinite aiguë.* — La plus ordinaire des phlegmasies aiguës de la pituitaire est le coryza. Dans cette affection, la muqueuse est fortement gonflée, elle sécrète abondamment; pendant quelques jours, l'obstruction nasale est presque absolue.

b. *Abcès de la cloison.* — L'abcès chaud de la cloison est d'ordinaire la suite d'un violent traumatisme. Le pus amassé sous la muqueuse produit une tuméfaction assez marquée pour effacer la lumière du conduit nasal.

D'autres fois, la collection, au lieu d'être purulente, est produite par du sang, et constitue l'hématome de la cloison, dont l'effet est le même sur la respiration nasale.

2° *Phlegmasies chroniques de la pituitaire.*

*Rhinites simples.* — Ce sont la rhinite atrophique et la rhinite hypertrophique.

La *rhinite atrophique*, appelée encore ozène essentiel, est caractérisée par l'atrophie de la pituitaire, atrophie plus marquée d'ordinaire au niveau des cornets inférieurs, mais qui peut atteindre la totalité de la muqueuse. Cette affection semble être de nature microbienne. Lœwenberg a décrit un microbe, qui se trouve dans les croûtes des ozéneux, et dont la culture reproduit l'odeur repoussante que dégagent ces malades.

L'atrophie de la pituitaire ne pourrait qu'augmenter la perméabilité du conduit nasal, si cette affection n'était encore caractérisée par la formation et la stagnation de croûtes épaisses, dures et fétides. Si bien que, par ces croûtes qui encombrent les fosses nasales, les ozéneux présentent un certain degré d'obstruction du nez. On doit dire que dans ces cas, l'irrigation nasale permet d'expulser complètement ces croûtes et restitue au malade une excellente respiration, supérieure même à celle des sujets sains dont la muqueuse a l'épaisseur normale.

*La rhinite hypertrophique* est bien plus fréquente que l'ozène essentiel, qui cependant est loin d'être rare.

Sous le nom de rhinite hypertrophique, il faut comprendre les états pathologiques du nez dans lesquels la muqueuse perd sa minceur normale, et sécrète d'une manière exagérée.

Cet état hypertrophique de la muqueuse est causé par deux grands facteurs :

a. Les irritations répétées de la pituitaire (Coryzas fréquents, tabac, alcool, etc.).

b. Les troubles de circulation. On sait en effet que la pituitaire, notamment au niveau des cornets inférieurs, est représentée par un véritable tissu caverneux. Toutes les causes de congestion céphalique auront pour effet la réplétion sanguine de ce système, d'où oblitération de la lumière du conduit nasal.

En dehors de ces causes, il faut admettre une prédisposition spéciale de la pituitaire à se gonfler, et même une épaisseur exagérée de cette muqueuse chez certains sujets.

Nous avons vu plus haut, pour quelles raisons, pendant la nuit, l'obstruction nasale est augmentée : dans la rhinite hypertrophique, où les troubles circulatoires sont les auteurs principaux de l'obstruction, la dyspnée est particulièrement notable pendant la nuit.

*Rhinites pseudo-membraneuses et purulentes.* — Trois types cliniques sont différenciés à l'heure actuelle (1) :

a. La *rhinite diphtérique*, due au bacille de Lœffler.

b. La *rhinite fibrineuse,* non diphtérique, que peuvent produire plusieurs micro-organismes, parmi lesquels, en première ligne le staphylocoque doré. Cette rhinite fibrineuse est : a. *primitive,* survenant sous les mêmes influences que le coryza aigu ; b. *secondaire,* consécutive à des opérations pratiquées sur le nez.

Les *rhinites purulentes* ne sont pas classées ; elles présentent comme types principaux : la rhinite blennorrhagique et la rhinite impétigineuse.

*Rhinites secondaires.* — Ces rhinites sont dues à la syphilis, à la tuberculose, au lupus, pour ne citer que les principales.

Les accidents syphilitiques secondaires sont rares dans le nez ; les accidents tertiaires peuvent être formidables et aboutir à la destruction du squelette, qui s'élimine par séquestres fétides. Dans certains cas, l'obstruction est le résultat de cicatrices vicieuses ; en d'autres cas, la destruction des parties molles procure une respiration nasale parfaite en augmentant la lumière du conduit nasal.

La tuberculose évolue plus lentement : elle donne lieu à des infiltrations et à des ulcérations qui diminuent la valeur des orifices nasaux.

(1) LERMOYEZ. *Loco citato.*

Le lupus produit en général le rétrécissement des fosses nasales par infiltration de la peau des narines et de la pituitaire.

3° *Maladies des sinus.*

Les empyèmes des sinus du nez, par l'écoulement purulent qu'ils déterminent, par la phlegmasie constante qu'ils entretiennent au niveau de la pituitaire, par les productions polypeuses qui résultent de cet état, donnent lieu le plus souvent à de l'insuffisance nasale.

C. *Néoplasmes.* — On comprend que les néoplasmes, quels qu'ils soient, en obstruant mécaniquement le nez, produisent de la dyspnée nasale.

Les néoplasmes qu'on rencontre le plus fréquemment sont :

Les *polypes muqueux* ;

Les *polypes fibro-muqueux* ;

puis les *papillomes*, les *angiomes*, les *adénomes*, etc., tumeurs plus rares.

Nous devons signaler enfin les corps étrangers et les rhinolithes, concrétions formées sur place, le plus souvent autour de corps étrangers (1).

## II. — *Maladies du rhino-pharynx*

Nous avons décrit, d'après Escat, la sténose congénitale du rhino-pharynx.

Les phlegmasies n'ont pas la même action dans le rhino-pharynx que dans le nez ; un épaississement de la paroi rétrécit un conduit peu large, et ne diminue pas très sensiblement les dimensions d'une assez vaste cavité. Ces phlegmasies nuisent cependant à la fonction pharyngienne en ce qu'elles produisent l'hypersécrétion du mucus pharyngien. Ce mucus, plus abondant et plus épais, tapisse les parois de la cavité du pharynx,

(1) Didsbury. Contribution à l'étude des rhinolithes. *Thèse de Paris*, 1894.

peut diminuer ses dimensions et paralyser un peu son fonctionnement.

Les lésions rhino-pharyngiennes qui apportent un trouble profond à la respiration nasale sont les néoplasmes, dont les végétations adénoïdes représentent le type de beaucoup le plus fréquent. Dans certains cas, le rhino-pharynx est véritablement comblé par ces tumeurs, d'où imperméabilité absolue du pharynx et suppression consécutive de la fonction pharyngienne respiratoire.

Citons encore, comme tumeur beaucoup plus rare : les polypes naso-pharyngiens.

### III. — *Maladies du pharynx buccal*

Les maladies du pharynx qui peuvent produire l'insuffisance nasale sont :

A. Les *synéchies* totales ou partielles du voile du palais à la paroi postérieure du pharynx, le plus souvent d'origine syphilitique.

B. Les *tuméfactions inflammatoires du pharynx* : on comprend que le gonflement du voile, de la luette et des piliers puissent restreindre considérablement le passage de l'air des choanes à la glotte.

C. L'*hypertrophie très marquée des amygdales* peut jouer le même rôle ; soit l'hypertrophie chronique, soit l'amygdalite aiguë.

Ces deux derniers ordres de lésions ne causent qu'une assez faible insuffisance nasale en général.

CHAPITRE II

# Troubles dus à l'insuffisance nasale

Etant donnés l'importance et les résultats multiples de la respiration nasale, on conçoit que sa suppression complète ou incomplète puisse produire des troubles très nombreux, très étendus et disparates en apparence.

Nous diviserons ces troubles en deux groupes, suivant qu'ils dérivent directement ou indirectement de l'obstruction nasale.

A. *Troubles dérivant directement de l'obstruction nasale.*

1° *Insuffisance de l'hématose.*

On sait que par chaque mouvement respiratoire moyen, un homme fait passer par ses poumons un demi-litre d'air environ. A raison de 16 inspirations par minute, soit 23040 en vingt-quatre heures, il fait passer par ses poumons un volume d'air de 11520 litres. Or, on sait, d'après les recherches d'Andral et Gavarret et des autres physiologistes, que dans l'acte de la respiration, à 100 volumes d'air, il est enlevé 5,5 d'oxygène. Nous pouvons donc dire que le sujet normal que nous avons pris comme exemple consomme en 24 heures :

$$\frac{5{,}5 \times 11520}{100} = 633{,}6 \text{ litres d'oxygène}$$

soit en poids à une pression de 760$^{mm}$ et à une température de 15° :

868 grammes

Nous pouvons considérer ce chiffre comme représentant approximativement la ration d'oxygène nécessaire pour un homme moyen.

Supposons maintenant qu'un autre sujet de même âge et de même stature n'ait à sa disposition qu'un orifice respiratoire de valeur inférieure, et que, tout en ne faisant, comme dans le précédent exemple, que 16 inspirations par minute, il ne puisse inspirer à chaque mouvement respiratoire que 400 centimètres cubes. Effectuant les mêmes calculs que ci-dessus, nous trouverons que le second sujet n'absorbe en 24 heures que 506$^{\text{litres}}$,88 ou 694 grammes d'oxygène.

On voit donc que ce second sujet éprouvera au bout de 24 heures une très notable déperdition d'oxygène puisqu'il ne pourra en consommer que 79 pour 100 de sa ration nécessaire. Même en supposant une compensation énergique à cette insuffisance nasale, nous pouvons encore admettre par 24 heures une très sensible déperdition, qui aura pour résultat l'insuffisance de l'hématose.

L'insufisance de l'hématose a été étudiée par Paul Bert (1) dans ses belles expériences sur la respiration dans les milieux raréfiés. Cet auteur a constaté en effet que la consommation d'oxygène, dans un temps donné, diminue quand diminue la pression elle-même ; l'excrétion de l'acide carbonique diminue parallèlement. Que la diminution dans la consommation de l'oxygène tienne à la dépression de l'air ou au rétrécissement de l'orifice respiratoire, le résultat est le même, et nous croyons pouvoir comparer complètement l'état d'un homme atteint d'obstruction nasale à celui d'un animal respirant dans une atmosphère déprimée.

Après avoir constaté que la consommation de l'oxygène et que les combustions intra-organiques d'où dépendent la formation de l'acide carbonique sont considérablement diminuées par le séjour dans l'air déprimé, Paul Bert fit des recherches sur la composition de l'urine émise par les animaux soumis à ces expériences. Il constata qu'un séjour de quelques heures dans un air dont la pression a été abaissée de plus de moitié abaisse notablement la quantité d'urée excrétée en 24 heures : fait qui

(1) PAUL BERT. *La Pression barométrique.*

montre que tous les actes d'oxydation intra-organiques se trouvent diminués.

Paul Bert a constaté encore à plusieurs reprises la présence du sucre dans l'urine des animaux maintenus pendant quelques heures à de faibles pressions. Lorsque la décompression n'a pas duré longtemps, mais a été forte, le sucre augmente dans le sang: il revient à sa dose normale lorsque la dépression a été suffisamment prolongée.

Enfin, il n'est pas étonnant, ajoute Paul Bert, en présence de cette diminution des phénomènes chimiques de l'organisme, de voir s'abaisser la température du corps constamment chez les animaux.

Si nous considérons maintenant l'ensemble de la pathologie, nous pouvons nous rendre compte que l'insuffisance de l'hématose y joue un rôle étiologique primordial.

« Dans la grande classe des maladies de la nutrition, la véritable thérapeutique pathogénique, dit Le Gendre (1), doit obliger l'organisme à brûler les acides : alimentation non excessive, usage de boissons chaudes assez abondantes prises de préférence le soir au moment du coucher ; exercice régulier à l'air libre et dans une atmosphère sèche ; gymnastique avec prédominance des mouvements des membres supérieurs destinés à augmenter l'amplitude des mouvements respiratoires. »

Une toute récente discussion à la société de thérapeutique (24 février 1897) nous paraît particulièrement démonstrative. Il s'agissait du traitement de la Chlorose et M. Huchard venait de faire remarquer combien les climats de montagne sont préjudiciables dans cette maladie. « A ce point de vue, disait M. Huchard, on ne saurait trop condamner les hautes altitudes, comme celles de Saint-Moritz (dans l'Engadine) situé à 1850 mètres au-dessus du niveau de la mer, dont le climat trop excitant devient une cause d'aggravation de la maladie. Et ce n'est pas là une simple vue de l'esprit, car je suis allé

(1) Le Gendre. *Traité de médecine Charcot-Bouchard.* T. I p. 316.

à St-Moritz et j'ai constaté le fait de la façon la plus irréfutable : j'ai vu des malades qui en revenaient singulièrement aggravées. » A ce propos, M. Le Gendre fit la remarque suivante :

« J'ai constaté, comme M. Huchard, que les altitudes excessives étaient préjudiciables aux chlorotiques et je pense que la diminution de la pression atmosphérique explique cet effet nuisible de la trop haute montagne ; car au contraire, j'ai vu d'excellents effets obtenus par l'emploi des bains d'air comprimé. Je pourrais citer plusieurs cas de chlorose rebelle, récidivant malgré l'hygiène et le fer, et qui n'ont guéri définitivement qu'après une cure de bain d'air comprimé. »

Si nous poursuivons le raisonnement jusqu'au bout, nous verrons à quel vaste aperçu nous a conduit l'étude de l'insuffisance nasale et, sans aller trop loin, nous pourrons concevoir des affections générales dyscrasiques peut-être nombreuses, dont l'origine serait l'anoxyhémie chronique, reconnaissant pour cause une insuffisance nasale.

Supposons qu'une des chlorotiques citées précédemment comme guéries par les bains d'air comprimé soit porteur d'une obstruction nasale partielle — le médecin n'en sait rien, la malade ne s'en inquiète pas — ; en traitant cette malade par des bains d'air comprimé, on lui permet d'absorber une plus grande quantité d'oxygène et on la guérit ; ne peut-on pas penser qu'on serait arrivé au même résultat, si on avait restitué à la patiente une perméabilité nasale normale ? Elle aurait pu désormais extraire spontanément sa ration nécessaire d'oxygène de l'atmosphère ambiante, et toute chance de récidive aurait été écartée, puisque la malade se serait trouvée dans des conditions normales (1).

Ce raisonnement peut-être suivi à propos de cette classe si nombreuse des maladies de la nutrition, pour lesquelles la suroxygénation présente un traitement commun. Combien de

(1) On trouvera plus loin l'observation de deux adénoïdiens, chez lesquels l'amélioration de la respiration nasale détermina une augmentation notable du nombre des globules rouges.

cas étiquetés actuellement neurasthénie, dépression nerveuse, anémie ressortissent peut-être à l'insuffisance nasale.

D'autre part, il est certain que l'anoxyhémie est un facteur puissant de déchéance : elle prépare le sujet aux infections microbiennes diverses.

Ces idées sont neuves : la rhinologie a paru jusqu'ici si accessoire ! Je crois cependant n'être pas téméraire en espérant qu'elles peuvent être acceptées et étudiées. Il y a là en effet une source d'études nouvelles et séduisantes, car elles comporteraient un progrès thérapeutique véritable.

Pour l'instant, nous nous bornerons à l'observation des tumeurs adénoïdes : à cette maladie qui réalise pour nous le type de la nutrition ralentie par obstruction nasale : nous avons dit que bien d'autres types restaient probablement à découvrir. Peut-être les effets de l'insuffisance de l'hématose sont-ils plus sensibles chez les enfants, car le nombre de leurs mouvements respiratoires est plus grand que chez l'adulte, et en conséquence la déperdition d'oxygène qu'ils subissent par le fait de l'insuffisance nasale doit être plus forte. Il faut considérer en outre que les besoins d'oxygène sont relativement plus intenses chez l'enfant qui se développe, que chez l'homme fait.

La description de cette affection a été faite maintes fois : nous ne la reprendrons pas : nous dirons seulement que les enfants porteurs de ces tumeurs sont retardés dans leur développement et atteints dans leur nutrition générale. L'ablation des végétations adénoïdes, en restituant la fonction nasale, rend presque immédiatement la santé à l'enfant : ce résultat merveilleux a été constaté par tous les praticiens et n'a pas peu contribué à vulgariser cette intervention.

« Les résultats obtenus par l'intervention chirurgicale, disent Castex et Malherbe (1), sont des plus importants. En général, il faut plusieurs semaines pour que le résultat complet

(1) Castex et Malherbe. Contribution à l'étude des tumeurs adénoïdes. *Bulletin médical*, 1894.

soit acquis. Alors il n'est plus douteux que l'enfant soit notablement amélioré; avec une respiration nasale plus facile, on constate un mouvement actif de croissance. L'opéré mange mieux, commence à tenir sa bouche fermée, il prend des couleurs. Son intelligence devient plus active et ses maîtres constatent que, plus attentif aux leçons, leur élève apprend et retient mieux. L'ouïe s'améliore; le thorax et le rachis qui tendaient à se déformer, reviennent vers le type normal. »

Castex et Malherbe se sont particulièrement appliqués à déterminer la *croissance post-opératoire* : ils ont pu conclure de leurs recherches que, en moyenne, un enfant opéré de tumeurs adénoïdes présente un mouvement de croissance plus que doublé, presque triplé. Ce mouvement de croissance s'accuse surtout dans les semaines qui suivent l'opération, pour se ralentir après, ce qui est bien à l'éloge de l'opération.

Chez l'adulte, on ne connaît encore aucun état comparable à celui dont nous venons d'esquisser le tableau chez l'enfant. Une seule maladie est manifestement causée par l'insuffisance nasale, c'est l'asthme ou plutôt certaines formes de l'asthme. Nous avons dit que c'est en observant la guérison fréquente de l'asthme par l'ablation de polypes du nez que les auteurs allemands ont imaginé la théorie du réflexe nasal. Voltolini cherchant à interpréter l'origine nasale de l'asthme ne s'était pas prononcé entre un trouble chimique de la respiration et un réflexe. Hack se fit le défenseur de la théorie réflexe, sous le prétexte que de petits polypes n'obstruant pas la fosse nasale avaient determiné des crises d'asthme. Reproduisons ici une de ses observations et nous fixerons bientôt la valeur de cette assertion.

« M. H. de B., rapporte Hack, avait été débarrassé depuis neuf mois par un confrère spécialiste, d'une série de polypes du nez dont la présence n'avait en aucune façon gêné la respiration par le nez. Craignant une récidive, le malade vint me trouver. Je découvris dans les deux narines, siégeant particulièrement au cornet moyen, un semis de jeunes polypes n'obstruant en aucune façon la lumière de la narine. Malgré cela, *le malade se plaignait de souffrir chaque nuit d'obstruction du nez.* Les anamnestiques fournirent de très intéressants renseignements. Le patient, un homme vigoureux, robuste, d'une quarantaine d'années, sans la moindre prédisposition nerveuse, déclara qu'avant la première intervention chirurgicale, il souffrait pendant son sommeil d'angoisses si violentes qu'il réveillait sa famille par des cris alarmants. Après l'opération, cet état de choses avait disparu et ne s'était reproduit que dans ces derniers temps. Je détruisis ces petites tumeurs au galvano-cautère, j'en cautérisai la base à fond et j'eus la satisfaction de faire disparaître du même coup la prédisposition passagère à l'obstruction du nez et les accidents nocturnes. »

Nous avons montré combien le plus souvent le décubitus et le sommeil suffisent à transformer une obstruction légère en une obstruction complète. Le malade de Hack se plaignait de souffrir chaque nuit d'obstruction du nez ; d'où, insuffisance de l'hématose et angoisse respiratoire. Ces angoisses ne se produisaient jamais le jour, car la perméabilité du nez était presque normale, mais elle se produisaient la nuit, quand le malade ne recevait pas la ration d'oxygène nécessaire.

De très nombreuses observations de guérison d'asthme par traitement du nez — c'est-à-dire par rétablissement de la perméabilité nasale — nous dispensent d'insister.

Nous tenons donc pour certain que l'obstruction nasale, en déterminant l'insuffisance de l'hématose peut produire de l'asthme et, chez les enfants, ces attaques de laryngite striduleuse qu'on a décrites chez les petits porteurs de tumeurs adénoïdes.

Qu'on adopte la théorie du spasme bronchique ou celle du spasme des muscles inspirateurs, il n'en est pas moins vrai que bien souvent le point de départ du réflexe est l'insuffisance de l'hématose.

Deux autres théories sur le mécanisme de l'accès ont été soutenues en Allemagne (1). Weber, Stork et Curschmann

(1) D'après EMIL BLOCH, *loco citato.*

admettent que pendant l'accès, il y a vaso-dilatation des vaisseaux pulmonaires; pour Schmidtborn, il y aurait vaso-constriction, spécialement dans le territoire de l'artère pulmonaire.

D'après le mécanisme que nous adoptons dans la pathogénie de l'asthme, il y aurait vaso-constriction, car les crises n'apparaissent la nuit qu'après un certain nombre d'inspirations faibles, insuffisantes, et l'on sait, d'après le travail de d'Arsonval, que moins l'inspiration est ample et moins les vaisseaux sont dilatés.

Quelque théorie qu'on admette, il est possible que l'asthme, pour se produire, exige une prédisposition nerveuse, ainsi qu'on l'a dit.

Enfin, on sait combien souvent l'emphysème pulmonaire vient compliquer l'asthme. L'emphysème peut d'ailleurs être produit seul par la sténose nasale : Cervello (2) a obtenu en peu de jours et constamment l'emphysème pulmonaire chez des chiens sains, par l'occlusion des narines.

En dehors de l'influence pathogénique de l'asthme, on peut expliquer la production de l'emphysème dans ces cas par les efforts inspiratoires intenses et réitérés que fait le sujet pour résister à l'anoxyhémie.

2° *Troubles dus à la suppression de la fonction pharyngienne.*

Ce sont les affections de l'oreille, extrêmement fréquentes, comme on sait, dans les maladies nasales et rhino-pharyngées.

En dehors des lésions inflammatoires propagées du rhino-pharynx à la trompe et des infections amenées par la pénétration des mucosités dans ce conduit, il faut signaler le trouble profond de l'audition dû à une insuffisante aération de la caisse lorsque la respiration nasale ne s'effectue pas : nous avons insisté plus haut sur la béance constante de la trompe et sur ce que nous avons appelé la respiration de l'oreille.

Si l'air ne passe par le nez pour remplir la cavité du rhino-pharynx, cet air ne pénètre plus par la trompe dans l'oreille

(2) CERVELLO. *Riforma medica*, 1890.

moyenne, soit au moment de la déglutition où la béance du canal est exagérée, soit constamment en vertu des modifications de la pression intra-pharyngienne.

Ces idées sont tellement répandues que, dit Hartmann, les auristes ont pris l'habitude de ne considérer l'examen de l'organe auditif comme complet, que s'il a porté également sur les fosses nasales et le pharynx nasal.

C'est par le mécanisme que nous venons d'exposer que les jeunes adénoïdiens sont ordinairement un peu sourds et se plaignent de douleurs auriculaires. Quand il n'existe pas d'otite purulente, on constate chez ces enfants un état assez particulier de la membrane du tympan : elle est terne, grisâtre et enfoncée, car l'équilibre entre la pression extérieure et la pression intratympanique ne s'établit qu'imparfaitement. Les douleurs auriculaires sont probablement dues à des névralgies en rapport avec ce manque d'équilibre. Il va sans dire que l'ablation des végétations, en restituant la fonction pharyngienne, guérit les troubles auditifs.

Les maladies limitées aux fosses nasales ont le même retentissement sur l'oreille. Témoin l'observation suivante, assez banale, mais bien démonstrative.

« B..., gardien de la paix, âgé de trente-cinq ans, vint me consulter pour des troubles de l'ouïe, consistant en une diminution de l'audition à droite et des bourdonnements du même côté. Le tympan droit était enfoncé et terne. En examinant les fosses nasales de ce malade, je constatai l'existence dans la fosse nasale droite d'un éperon de la cloison très volumineux et qui obstruait aux trois quarts cette fosse nasale. Le malade dit avoir éprouvé souvent cette obstruction, qui s'explique par ce fait qu'un léger catarrhe de la pituitaire de ce côté peut amener l'oblitération presque totale de la fosse nasale.

» Je pratiquai l'ablation de l'éperon et restituai ainsi la perméabilité normale du conduit nasal. Quelques jours après l'opération, le malade me déclara que son audition était devenue normale et que les bourdonnements n'avaient pas reparu ».

Ces faits sont nombreux en otologie, mais on avait préféré les expliquer par un gonflement catarrhal de la trompe survenant par propagation du nez ou du rhino-pharynx.

Sans nier la possibilité et même la fréquence relative de cette cause, nous pensons qu'on doit admettre souvent l'étiologie que nous défendons.

3° *Troubles dus à l'insuffisance du volume d'air inspiré.*

La poitrine n'emmagasinant, dans l'obstruction nasale, qu'un volume d'air insuffisant, on comprend que l'effort, la course, les exercices violents soient pénibles et même impossibles : ce fait explique pourquoi les adénoïdiens sont taciturnes, tranquilles et ne se mêlent pas aux jeux de leurs camarades, en général.

L'insuffisance du volume d'air inspiré explique encore les troubles laryngiens et la dysphonie qu'on avait attribués au fameux réflexe nasal.

Les observations sont nombreuses où les auteurs rapportent avoir amélioré et étendu la voix des chanteurs par un traitement intra-nasal.

Nous citerons ici une observation bien démonstrative de Joal (1).

« A maintes reprises, dit cet auteur, il nous est arrivé de guérir des altérations de la voix par le traitement approprié de l'affection nasale qui leur avait donné naissance, en abaissant la puissance respiratoire.

» Citons le fait relatif à une jeune artiste possédant un superbe organe de soprano bien timbré, flexible, étendu, allant de l'ut [3] au ré [5]. En 1885, cette personne s'aperçoit que sa voix n'est plus aussi solide ; si elle chante longtemps, elle ressent de la gène, de la chaleur dans le larynx ; la respiration est moins ample ; lassitude générale et sensations pénibles dans le thorax après de longs exercices ; nervosisme, irritabilité, fréquentes envies de pleurer.

(1) Joal. *La respiration dans le chant.*

» Pas d'essoufflement pendant la marche. Volume spirométrique : 2,900 centimètres cubes.

» Rien au pharynx, au larynx, ni dans la poitrine ; mais rhinite hypertrophique double, marquée surtout à gauche, où il y a déviation de la cloison avec éperon cartilagineux. Nous proposons à la malade un traitement rhino-chirurgical : nos conseils ne sont pas écoutés.

» En 1886, les troubles de la voix se sont accentués, la malade ne peut plus donner l'ut [5] et le ré [5] ; chevrotement assez appréciable, difficulté extrême de filer les sons ; la vocalisation est défectueuse. En outre, enrouements fréquents à la suite d'efforts vocaux et en dehors de tout refroidissement et autres causes extérieures. Pendant une de ces poussées, la muqueuse laryngée, les cordes vocales inférieures sont le siège d'une assez vive coloration. De plus, la malade a encore perdu de son souffle, la fatigue thoracique est plus prononcée ; au spiromètre 2,700 centimètres cubes.

» L'éperon cartilagineux de la cloison est réséqué ; la rhinite hypertrophique est traitée au galvano-cautère. Repos absolu du larynx pendant huit mois. En 1887, un an après l'opération, la capacité pulmonaire était de 3.400 centimètres cubes ; plus d'enrouements, la voix est revenue en partie. A la fin de 1888, cette artiste nous dit qu'elle chante aussi bien qu'avant sa maladie ; elle a depuis remporté de nombreux et brillants succès, tant en France qu'à l'étranger. »

Ces troubles s'expliquent beaucoup mieux, croyons-nous, par l'insuffisance du soufflet pulmonaire, insuffisance d'origine simplement mécanique, que par le réflexe nasal mystérieux.

Ajoutons enfin que les troubles laryngiens accompagnant une maladie nasale peuvent être causés aussi soit par la propagation inflammatoire, soit par la chute dans le larynx de mucosités ou de croûtes.

4° *Troubles dus à l'irruption et à l'inspiration d'un air froid, sec et impur.*

De nombreuses expériences, que nous avons citées, ont établi que lors de son passage à travers les fosses nasales, l'air se réchauffe, s'humidifie et se filtre. Si le nez est obstrué, cette triple fonction incombe à la bouche et au pharynx buccal : mais la bouche ne s'acquitte pas parfaitement de cette besogne et, par suite, le pharynx et la trachée parfont cette action incomplète, afin que le poumon ne reçoive qu'un air suffisamment préparé.

L'obstruction nasale, à ce point de vue, a donc deux conséquences nocives ;

a. L'air fait irruption dans la bouche, le pharynx, le larynx et la trachée, enlève à ces organes de la chaleur, de l'humidité et leur apporte des poussières.

b. Malgré cette action, il n'arrive pas encore suffisamment préparé aux bronches et aux poumons.

Ces deux circonstances donnent naissance à des affections diverses.

L'air agit d'abord sur les dents. La bouche étant fermée, la salive recouvre les dents, dissout ou délaie les corps étrangers qui peuvent les recouvrir et les entraîne. La bouche étant ouverte, le courant d'air sec constant qui la traverse dessèche les dents, y applique des poussières et détermine de la sorte leur carie.

L'action de l'air arrivant directement sur le pharynx buccal, la luette, les piliers et les amygdales est bien connue. C'est à cette origine qu'il faut rapporter ces pharyngites chroniques si répandues et dont les formes cliniques les plus ordinaires sont l'angine granuleuse et les amygdalites chroniques : on comprend que les lacunes de l'amygdale soient toutes disposées à recevoir et à emmagasiner les impuretés de l'air ; au bout d'un certain temps, elles réagissent soit par une amygdalite aiguë, soit par une amygdalite lacunaire chronique.

L'irruption d'un air non préparé par les fosses nasales est particulièrement nocif pour le larynx. Il y a là une cause de plus à ces troubles dysphoniques observés dans l'obstruction nasale.

La trachée réagit aussi par des trachéites chroniques, qui compliquent les lésions des bronches et des poumons.

Enfin, si les fosses nasales sont dépossédées de leur rôle protecteur, l'air qui parvient aux bronches et aux poumons est irritant. Notamment, pendant les saisons froides et humides, les sujets atteints d'insuffisance nasale sont plus sujets aux bronchites et aux affections pulmonaires.

Ajoutons que dans certaines professions, les poussières de charbon, de farine, etc., peuvent pénétrer dans les poumons et y produire la série des pneumokonioses.

5° *Troubles dus à l'inutilisation du conduit nasal.*

Chez le nouveau-né, l'insuffisance ou l'obstruction du nez entrave notablement l'alimentation, puisque la succion est impossible. Un peu plus tard cette inutilisation a pour effet de produire une déformation de la face, lorsqu'elle a lieu pendant l'époque du développement.

La déformation de la face est caractéristique : elle a été souvent décrite chez les adénoïdiens.

« Le visage est pâle, disent Castex et Malherbe, la bouche toujours entr'ouverte, la lèvre supérieure épaisse. Le maxillaire supérieur semble atrophié, comme si les antres d'Highmore étaient revenus sur eux-mêmes. On voit bien cet affaissement si l'on examine le profil de l'enfant. On constate alors que le maxillaire inférieur n'ayant pas subi d'arrêt de développement déborde notablement le supérieur, donnant au petit malade un peu de la conformation du bull-dog. Les dents, trop à l'étroit sur cette arcade dentaire amoindrie, pour se placer suivant le type normal, se disposent obliquement et cette rangée irrégulière fait dire que le sujet est affecté d'ataxie dentaire. Ce dernier caractère a été signalé par David, au Congrès de Rouen pour l'avancement des Sciences en 1883. Ces dents sont souvent crénelées. La racine du nez est épaissie et se sépare parfois des paupières par un repli courbe qui tourne sa concavité vers le globe oculaire. »

Ce facies n'est pas caractéristique des tumeurs adénoïdes,

mais de l'obstruction nasale chez l'enfant, quelle qu'en soit la cause.

En outre, l'air ne passant pas par le nez, les mucosités nasales ne peuvent pas être « mouchées », elles retombent en arrière dans le rhino-pharynx et dans la bouche, d'où elles sont crachées ou avalées, ce qui n'est pas sans préjudice pour le tube digestif.

Enfin, on conçoit que l'odorat ne peut plus s'exercer si l'air n'arrive plus aux divisions terminales du nerf olfactif, situées dans les parties supérieures du nez.

B. *Troubles dérivant indirectement de l'obstruction nasale.*

1° *Attitudes vicieuses.*

A l'époque du développement, l'insuffisance nasale peut provoquer indirectement des scolioses et des attitudes vicieuses, étudiées par Redard (1).

« Depuis que nous recherchons avec soin, dit cet auteur, les causes des déviations du rachis, nous avons été frappé par le nombre très considérable des sujets atteints de scolioses ou de déformations thoraciques, et qui présentaient en même temps de l'obstruction nasale. Nous avions songé au début à une simple coïncidence, mais nos observations nous ont bientôt démontré qu'il existait une relation de causalité bien évidente. »

Redard a pu recueillir 21 observations de ce genre.

Les déformations thoraciques signalées depuis longtemps par Dupuytren, Robert, Cooper, Forster, Coulson, M. Warren à la suite de l'hypertrophie des amygdales, sont plutôt produites par l'obstruction nasale par tumeurs adénoïdes, car la coïncidence de ces deux affections chez l'enfant est presque la règle.

Dans ces cas, la poitrine est profondément modifiée dans sa forme, elle est bombée, rétrécie à sa partie inférieure, excavée sur ses parties latérales, présentant vers le milieu de sa hauteur deux sillons transversaux dus à la dépression et à

(1) Redard. *Gazette médicale de Paris*, mars 1890.

l'enfoncement de la partie moyenne des côtes. Le diamètre antéro-postérieur de la poitrine augmente, tandis que le diamètre transverse diminue, surtout à la base de la poitrine. La dépression signalée par Robert au tiers inférieur du sternum est très fréquente. Toute la cage thoracique paraît, chez certains sujets, avoir subi un arrêt de croissance et il existe un contraste frappant avec le développement des autres régions.

A côté de ces déformations, un certain nombre de déviations du rachis (scolioses, cyphoses) reconnaissent aussi pour cause l'obstruction nasale.

La cyphose dorsale; dit Redard, est très fréquente chez les sujets atteints d'obstruction nasale : elle s'accompagne généralement de déformations thoraciques avec dépression très marquée dans les creux sus-claviculaires, projection en avant des épaules et ensellure lombaire très prononcée.

Les scolioses dorsales, sans être aussi fréquentes, s'observent cependant souvent. Ces scolioses présentent les caractères suivants : elles sont en général peu prononcées, toujours dorsales, plus fréquentes chez les femmes et siégeant généralement du côté droit. Dans les neuf observations de scoliose recueillies par Redard, deux seulement sont des scolioses dorsales gauches, deux ont été observées chez des garçons. La courbure d'abord unique, puis principale, est longue, et ne s'infléchit fortement en son milieu qu'à une période avancée. Ces scolioses sont toujours accompagnées de déformations thoraciques : le thorax est rétréci : un de ses côtés est moins saillant, en avant et en arrière, avec dépression latérale, déformation légère des côtes, abaissement peu marqué de l'épaule.

L'évolution de ces scolioses est lente et elles n'atteignent généralement pas un développement exagéré. Elles apparaissent et augmentent pendant l'adolescence (l'âge des malades de Redard est compris entre 12 et 17 ans), principalement au moment de la croissance. Elles se montrent surtout chez les sujets délicats, délibités, affaiblis par l'obstruction nasale. Elles peuvent s'améliorer ou rester stationnaires, lorsque le sujet a grandi et a terminé sa croissance. A l'inverse des scolioses d'origine nasale, les déformations thoraciques s'observent au contraire beaucoup plus communément pendant l'enfance.

Dans plusieurs de ses cas, Redard a noté que la déviation du rachis n'est apparue qu'à la suite d'une inflammation violente de quelques jours, ayant obstrué plus complètement la région nasale de sujets atteints cependant depuis longtemps de végétations adénoïdes, qui ne déterminaient pas, avant cette poussée, une obstruction nasale de haut degré.

Les différentes difformités signalées peuvent se combiner chez le même sujet, comme le prouve l'observation suivante due à Redard :

« Melle M. B...,âgée de 13 ans, d'une santé assez délicate, nous est présentée avec une poitrine déformée, léger sillon sur les parties latérales, dépression sternale inférieure ; la croissance se fait mal, il existe de la pâleur, de la maigreur et de la faiblesse. La respiration nasale est gênée, la malade dort la bouche ouverte, etc. Les amygdales sont très hypertrophiées. Nous enlevons les amygdales et conseillons un traitement général et des exercices gymnastiques appropriés. Nous examinons de nouveau la malade au bout de trois mois, et nous constatons que nous n'avons obtenu aucun résultat satisfaisant : il existe au contraire de la cyphose, que nous n'avions pas notée lors de notre premier examen. Au bout de deux mois, la cyphose a fait des progrès, et nous trouvons un commencement de scoliose dorsale droite, très nette et prononcée. L'épaule gauche est abaissée, il existe une saillie manifeste des côtes, à la partie postérieure droite du thorax. Flèche : 0,1 cent., avec dépression marquée de la région thoracique gauche.

» Nous interrogeons les parents de la malade qui nous disent que depuis notre amygdalotomie, leur enfant respire mieux, mais qu'il y a encore de l'obstruction nasale : la respiration se fait toujours par la bouche, la nuit.

» Nous songeons alors à examiner le pharynx nasal et nous

constatons la présence de volumineuses tumeurs adénoïdes. Mon collègue Ménière fait disparaître ces tumeurs et au bout de six mois, nous constatons que la colonne vertébrale a repris sa position normale : la cyphose s'est améliorée, la poitrine s'est développée, l'état général est devenu excellent. »

Les autres causes d'obstruction nasale, ajoute Redard, peuvent amener les mêmes résultats.

L'auteur se demande ensuite comment l'obstruction nasale peut être la cause des difformités qu'il signale. Le tirage chronique observé à la suite de l'obstruction nasale, lui paraît expliquer les déformations thoraciques. Ce tirage retentit en effet d'une façon énergique sur la poitrine qui ne peut se dilater, s'élargir et qui se déforme. Nous avons établi plus haut pour quelles raisons l'amplitude respiratoire est limitée chez les sujets porteurs d'un orifice respiratoire rétréci.

Les cyphoses, les scolioses d'origine nasale, sont, ajoute Redard, consécutives à ces déformations thoraciques. L'état de débilité, d'affaiblissement musculaires, dans lesquels se trouvent les malades atteints d'insuffisance respiratoire par obstruction nasale, contribue aussi pour une large part au développement de ces difformités. En effet, la plupart des sujets ont commencé par présenter des déformations thoraciques, bientôt suivies de cyphose et de scoliose.

Aux causes réelles énumérées par Redard, nous croyons pouvoir ajouter l'habitude de l'effort inspiratoire nécessitant la flexion de la tête et du buste, et le souci instinctif de donner au conduit bucco-laryngien, dont nous avons fait ressortir la forme angulaire, une disposition un peu plus courbe. Cette modification qui a pour résultat de faciliter l'inspiration buccale s'obtient précisément en fléchissant le cou. Les adultes, lorsqu'ils sont affectés d'insuffisance nasale, prennent aussi des attitudes vicieuses, mais comme leur développement est achevé, ils ne présentent pas de difformités : il ne s'agit alors que d'attitudes fonctionnelles passagères.

Redard ajoute que les déformations du thorax et du rachis

qu'il décrit ne présentent aucun des caractères du rachitisme, qui n'existait pas chez les sujets qu'il a observés.

2°. *Troubles circulatoires et digestifs.*

Dans la première partie de ce travail, nous avons étudié les effets des mouvements respiratoires sur la circulation, et nous avons vu quel auxiliaire puissant trouve cette grande fonction dans la respiration.

Dans l'insuffisance nasale, la respiration ne conserve plus ses caractères normaux : nous avons dit que la compensation de cette insuffisance s'établit par l'augmentation du nombre et de l'amplitude des mouvements respiratoires. Or, l'inspiration étant plus rapide, le cœur bat plus vite ; l'inspiration étant plus intense, la circulation veineuse est accélérée, la circulation artérielle est retardée, les vaisseaux pulmonaires se dilatent davantage.

Ces perturbations, se reproduisant d'une manière irrégulière pendant des années, ne peut-on penser qu'il y ait là une source de troubles et de lésions intéressant les organes de la circulation et de la respiration : c'est-à-dire tout l'organisme ?

Ne peut-on supposer que certaines myocardites, certaines affections chroniques des bronches et des poumons dérivent d'une insuffisance nasale méconnue ?

De même, on connaît l'influence de la circulation du sang sur la filtration urinaire ; les urines sont d'autant plus abondantes que la tension du sang est plus grande. Or, puisque dans l'inspiration insuffisante, le sang veineux n'est pas rappelé assez énergiquement vers le cœur, et puisque dans l'effort inspiratoire le sang artériel n'est pas lancé avec la force normale, ne peut-on penser que, ces troubles de circulation se prolongeant pendant des années, il y ait là une cause de perturbation pour la fonction urinaire ?

Ces mêmes troubles se font sentir, avec plus d'énergie peut-être, dans le foie, d'après les travaux de Rosapelly, que nous avons cités plus haut.

La fonction digestive est plus atteinte en général que les précédentes. On constate assez ordinairement que les petits adénoïdiens n'ont pas d'appétit; leur rend-on l'usage de leur fonction nasale, ils mangent normalement. Ce fait tient d'abord au relèvement de toutes les fonctions : de plus, les excursions irrégulières du diaphragme dans la respiration ne sont probablement pas sans préjudice pour l'estomac; enfin, on doit remarquer que dans la mastication et la déglutition, la bouche étant occupée ne peut servir à respirer : chez un sujet normal, cette circonstance n'influe en rien sur la respiration, qui s'effectue par le nez; dans l'insuffisance nasale au contraire, le sujet doit cesser souvent de manger pour reprendre haleine. Autre circonstance qui exige tout aussi impérieusement l'interruption du repas : la déglutition œsophagienne est aidée, croyons-nous, par l'aspiration thoracique, qui dilate ce conduit; le nez étant insuffisant, c'est par la bouche que le sujet inspire largement. On s'explique de la sorte que les sujets atteints d'insuffisance nasale mangent avec lenteur.

Cette gêne dans l'alimentation est aggravée chez l'enfant à la mamelle, car la succion exige impérieusement la perméabilité nasale. Chez cet enfant, l'obstruction nasale aboutit facilement à l'inanition ; ce fait s'observe dans la syphilis héréditaire et la rhinite syphilitique des nouveau-nés est d'un pronostic des plus sombres, car le traitement y est souvent sans effet.

3° *Troubles oculaires.*

Les troubles oculaires occupent une place à part dans la symptomatologie de l'insuffisance nasale. Ce sont les seuls dans lesquels les réflexes d'origine nasale peuvent jouer un certain rôle — mais un rôle assez restreint. Car il s'agit ici de deux organes voisins liés par d'étroites connexions vasculaires et nerveuses et unis fonctionnellement, puisque le canal excréteur des larmes débouche dans le nez et que le cours des larmes est aidé par l'inspiration nasale.

Il est d'observation banale qu'une irritation de la pituitaire (aspiration de vapeurs irritantes, contact d'une sonde, cautérisation) peut augmenter subitement la sécrétion lacrymale ; au bout d'un temps très court, on peut constater de la rougeur de la conjonctive. D'autre part, on sait qu'une sensation lumineuse vive amène souvent de l'hypersécrétion nasale et l'éternuement.

Cependant, nous croyons qu'ici il n'y a pas lieu d'admettre un réflexe mystérieux, une névrose, mais un de ces réflexes banals que nous constatons d'habitude entre deux organes unis étroitement par certaines de leurs fonctions.

Il est probable qu'on ne serait pas allé plus loin dans cette voie, si Hack n'avait pas imaginé sa fameuse théorie, que nombre d'observations et d'expérimentations physiologiques sont venues mettre à la mode.

On constata donc à partir de cette époque — qui marque certainement un progrès dans les études rhinologiques — que de nombreuses maladies des yeux étaient en rapport avec des affections nasales. Étant donné le succès de la névrose réflexe, il était tentant de l'importer en ophtalmologie et Berger (1) s'en fit le défenseur dans cette spécialité. Mais les difficultés et les divergences que nous avons signalées se produisirent encore. Nous avons dit que pour Hack tout le mal vient du gonflement des corps érectiles situés aux extrémités antérieure et postérieure du cornet inférieur. Bientôt on fut forcé d'admettre que le gonflement du tissu érectile n'était pas nécessaire pour provoquer un trouble réflexe oculaire ; comme le fait remarquer Berger, les affections des sinus, où il n'y a pas de tissu caverneux, peuvent produire les mêmes troubles oculaires réflexes que les maladies des fosses nasales. Il en est de même pour les affections du rhino-pharynx qu'on accusait aussi de produire des maladies des yeux.

Examinons donc les différents troubles oculaires causés ou entretenus par les maladies du nez. Je mets à contribution

(1) E. Berger. *Rapports entre les maladies des yeux et celles du nez*. 1892.

pour établir l'énumération suivante, un excellent article de G. Laurens (1).

On peut diviser en plusieurs groupes les symptômes oculaires qui peuvent accompagner une maladie du nez ou des sinus.

a. *Troubles de la sensibilité générale ou spéciale de l'œil.* - Les douleurs oculaires en sont la manifestation la plus fréquente : il s'agit ici de picotements, de brûlure de paupières ou des yeux, et même de douleurs sus ou sous-orbitaires avec de la céphalée frontale. La *photophobie* se rencontre très souvent dans beaucoup d'affections du nez. L'*amblyopie* n'est relatée que dans quelques observations.

b. *Troubles excito-sécrétoires.* — Le larmoiement est la traduction symptomatique de l'irritation des branches nasales du trijumeau.

c. *Troubles de la motilité.* — On a constaté du blépharospasme. On a accusé les végétations adénoïdes de produire du strabisme. Voici sur quoi est basée cette accusation. Goureau (2) a observé un enfant de neuf ans, atteint de strabisme externe de l'œil gauche, chez qui la déviation oculaire s'était développée concurremment avec une surdité, causée elle même par des végétations adénoïdes. L'ablation de ces dernières fut suivie du rétablissement de l'ouïe et de la disparition progressive du strabisme qui, quatre mois après l'opération, n'avait laissé aucune trace.

On a constaté aussi la mydriase et l'asthénopie d'origine nasale. Lermoyez (3) a observé un malade atteint d'obstruction nasale ayant déterminé une asthénopie accommodative telle que la vision de près était impossible sans l'usage de verres ; la cocaïnisation du nez faisait disparaître le trouble oculaire,

(1) G. Laurens. Relations des maladies du nez et de ses annexes avec les maladies des yeux. *Gazette des hôpitaux*. Sept. 1896.

(2) Goureau. *Rev. d'Opht.* 1896.

(3) Lermoyez. *Cité par Laurens.*

mais celui-ci réapparaissait dès que, l'action de la cocaïne étant épuisée, le nez s'obstruait de nouveau.

d. *Troubles nutritifs et vaso-moteurs*; *troubles infectieux*. — Les troubles vaso-moteurs peuvent frapper toutes les membranes d'enveloppe et les milieux de l'œil. On peut citer :

L'*injection de la conjonctive*. Cette lésion explique la longue durée de certaines formes de conjonctivite et de kératite et l'inefficacité du traitement purement oculaire. L'*iritis* d'origine nasale est bien connu depuis les travaux de Ziem. On en a rapporté plusieurs cas, remarquables par le fait de leur disparition rapide après le traitement de la maladie du nez ou du sinus.

On a rapporté quelques rares cas de *glaucome* qui guérirent ou furent améliorés après des interventions rhinologiques.

Nous avons vu précédemment qu'on a cité quelques rares observations de *goître exophtalmique* guéri par le traitement intra-nasal ; Félix Semon cite un fait où, au contraire, le traitement nasal a créé et non plus guéri les troubles oculaires.

Le *rétrécissement du champ visuel* a été signalé, mais bien rarement, comme complication possible d'affections du nez.

Enfin, depuis les travaux d'Abadie (1), de Trousseau (2), on connaît bien la fréquence et la gravité des kératites, des ulcères de la cornée, des infections cornéennes spontanées ou opératoires chez les ozéneux, même lorsqu'ils paraissent avoir des voies lacrymales et une conjonctive intactes.

Signalons ici cette conjonctivite printanière, miliaire, dont on a remarqué la coïncidence avec les lésions du rhinopharynx.

e. *Troubles mécaniques*. — Nous rangeons ici la sténose du canal nasal provoquée par une synéchie ou une cautérisation intra-nasale, ou par une hypertrophie de la pituitaire. Le canal étant rétréci, le cours des larmes est entravé.

(1) Abadie *Soc. d'opht. de Paris*. 1888.
(2) Trousseau. *Arch. d'opht*. 1889.

Enfin, les suppurations ou les tumeurs des sinus peuvent repousser l'œil et produire mécaniquement une exophtalmie : la direction dans laquelle l'œil est repoussé dépend naturellement du sinus atteint. Bien plus, les abcès des sinus peuvent ou s'ouvrir directement dans l'orbite ou provoquer un phlegmon de l'orbite par propagation lymphatique ou veineuse.

Il est évident que les troubles si variés que nous venons d'énumérer reconnaissent des *causes* différentes. On ne les connaît pas toutes. Néanmoins, au point de vue pathogénique, nous croyons pouvoir les répartir en cinq groupes.

A. *Origine réflexe.* Il ne s'agit nullement ici, comme nous l'avons dit, de la névrose réflexe de Hack. Les troubles réflexes sont le larmoiement qui accompagne souvent les lésions nasales ; et peut-être certaines douleurs.

B. *Origine mécanique.* En cas d'insuffisance nasale, le courant d'air inspiré étant nul ou presque nul, les larmes ne sont pas aspirées ; il peut y avoir du larmoiement. Il en est de même, comme nous l'avons dit, en cas d'atrésie du canal nasal.

Nous avons signalé les troubles oculaires produits par les affections des sinus.

C. *Origine vasculaire.* La théorie vasculaire a été brillamment soutenue par Ziem (de Dantzig). Elle est basée sur la turgescence du tissu caverneux et l'obstacle apporté aux voies de la circulation de retour du sang dans l'orbite et le globe oculaire.

C'est par des troubles circulatoires que Ziem explique la pathogénie des modifications du champ visuel et de l'accommodation, de l'iritis, etc., dans les affections nasales ou des cavités adjacentes.

Dans une obstruction nasale, il se produira une fluxion ou plutôt une stase collatérale cheminant des vaisseaux hypérémiés du sang vers l'intérieur du globe oculaire. Ce fait s'explique par les nombreuses anastomoses qui relient les vaisseaux du nez à ceux de l'orbite et de l'œil. Ce refoulement sanguin vers les veines de l'orbite et du globe se fera d'autant plus facilement que les procès ciliaires sont formés d'un tissu érectile et bien dilatable. Il en résultera une tension exagérée dans l'intérieur de l'œil et un trouble de la circulation rétinienne. Que la stase ne s'y compense pas, ajoute Ziem, au moyen d'une circulation collatérale comme on le voit dans les stases marquées d'autres parties du corps, cela s'explique par ce fait que, avec l'obstruction nasale, la puissance aspiratrice des poumons est très amoindrie ; mais si l'on rétablit la respiration nasale, on augmentera par là même la force inspiratrice pulmonaire, on dégagera la circulation dans les vaisseaux de tout le corps et naturellement dans ceux du nez et de toutes les parties voisines.

Cette théorie nous paraît tout à fait satisfaisante : elle est de nature à expliquer presque tous les troubles oculaires causés par l'obstruction nasale, exception faite pour les deux groupes suivants.

D. *Asymétrie du squelette, causée par l'obstruction nasale chronique.* Cette question a été élucidée aussi par Ziem (1) : « Depuis 1879, dit cet auteur, j'ai observé dans environ 50 cas d'asymétrie du crâne et de la face simultanément, une obstruction chronique d'une des fosses nasales, presque toujours complète ou à peu près, et causée 8 fois par une forte déviation de la cloison ; 42 fois par un gonflement excessif de la muqueuse nasale. »

Mais, ajoute Ziem, comme ces observations recueillies sur l'homme ne me permettaient pas de décider si l'obstruction unilatérale du nez et l'asymétrie de la face étaient en relation l'une avec l'autre, je crus devoir recourir à des expériences sur des animaux, que je commençai en 1879 et que je continuai en 1882 ; pour obtenir une obstruction chronique, je choisis

(1) Ziem. *Ann. des mal. de l'or. et du larynx*, 1892.

des lapins très jeunes, dans la période de croissance, auxquels, à l'aide d'un tampon d'ouate, je bouchai un des côtés du nez. Le tampon fut maintenu pendant plusieurs semaines; le gonflement et la suffocation qu'il provoqua firent naître des conditions d'expérimentation analogues aux conditions du développement du coryza chronique chez l'homme.. Au bout de 6 à 8 semaines, on pouvait constater soit à l'œil nu, soit à l'aide de projections géométriques dessinées avec le dioptre de Lucae, de Francfort-sur-le-Mein, que du côté bouché, l'os incisif et la suture sagittale étaient déviés, que l'os nasal, l'os frontal et la lame horizontale du palatin étaient plus courts, le processus alvéolaire moins élevé; la distance entre la surface antérieure de la bulle osseuse de l'organe auditif et l'apophyse alvéolaire, ainsi qu'entre l'arcade zygomatique et le bord sus-orbitaire (c'est-à-dire la hauteur de l'orbite) était plus petite, les canaux des vaisseaux et des nerfs plus étroits et situés moins symétriquement que du côté nasal libre. Il me semble, conclut l'auteur, que ces expériences ont prouvé sans contestation que, dans nombre de cas, l'asymétrie du crâne et de la face était en rapport avec une obstruction chronique du nez. »

Ces expériences démontrent qu'à la suite d'une obstruction chronique du nez, il peut se développer chez les animaux, l'asymétrie de l'orbite, et chez l'homme l'asymétrie de l'orbite, le strabisme et l'astigmatisme.

E. *Infection propagée du nez aux yeux.* — Les lésions que les ozéneux présentent si souvent sans affection des voies lacrymales, c'est-à-dire sans trait d'union entre cette maladie nasale atrophique, non obstructive et la maladie oculaire, pouvaient offrir un champ facile à l'application du réflexe de Hack.

Ce refuge naturel de la théorie réflexe vient de lui être enlevé par les belles recherches de Terson et Gabriélidès (1). Ces auteurs ont observé plusieurs de ces faits mystérieux en apparence et ils en ont cherché la cause dans un état de

(1) Terson et Gabriélidès. *Arch. d'opht.*, 1894.

microbisme latent, correspondant aux microbes que l'on rencontre dans le nez des ozéneux et à d'autres micro-organismes. Par l'expérimentation, ils ont pu provoquer, avec le microbe de la rhinite atrophique fétide, des accidents pyogènes cornéens et d'autre part, ils ont pu déceler la présence du microbe encapsulé de Lœwenberg dans le cul-de-sac conjonctival des ozéneux, sans complication apparente des voies lacrymales. Ces recherches éclairent d'un jour tout nouveau la pathogénie des infections cornéennes opératoires, et indiquent les précautions et les soins spéciaux qu'il convient de prendre dans les opérations ophtalmologiques sur des ozéneux.

Des troubles oculaires plus profonds peuvent être observés dans cette rhinite ; c'est ainsi que Sulzer (1) a vu deux malades atteints d'ozène et de névrite optique partielle, sans participation apparente des sinus. Il s'agit probablement aussi dans ces cas d'infection microbienne, que la connexion si étroite du sinus sphénoïdal avec le chiasma des nerfs optiques peut suffire à expliquer.

Fage (2) a attribué à l'infection nasale certains cas d'iritis chez des ozéneux.

Nous ne voulons pas terminer ce chapitre sans parler d'une cause d'erreur générale qui consiste à rendre responsable d'une lésion par réflexe une région dont la cautérisation a été suivie de la guérison de la lésion. Cette cause d'erreur a été signalée par François-Franck dans ses recherches sur les réflexes d'origine nasale. Nous croyons que Goureau ne l'a pas évitée à propos de cette observation où l'ablation de végétations adénoïdes a été suivie au bout de quatre mois de la disparition d'un strabisme. Malgré le temps qui sépare l'opération de la guérison du strabisme, cet auteur attribue la lésion oculaire aux végétations adénoïdes. Cette assertion me semble excessive ; je retrouve dans mes notes une observation très ana-

(1) Sulzer. *Soc. d'opht. de Paris.* 1895.
(2) Fage. *Soc. franç. d'opht.* 1895.

logue, qui mérite d'être mise en parallèle avec celle de Goureau.

« P..., âgé de 54 ans, a été opéré d'un strabisme externe de l'œil droit en 1893 ; le parallélisme des deux cornées est resté parfait depuis l'opération.

» Ce malade, asthmatique et emphysémateux, était porteur, lorsqu'il me consulta, d'un éperon de la partie antérieure de la cloison à droite, éperon qui rétrécissait considérablement le calibre de la fosse nasale de ce côté. Je proposai au malade la résection de cet éperon, opération qu'il accepta, et qui améliora très notablement sa respiration par la suite.

» Mais le lendemain de l'opération, le malade s'aperçut, à sa grande surprise, que l'œil droit, qui n'avait jamais louché en dedans, était atteint d'un notable degré de strabisme *interne* très accentué et que je constatai moi-même. De plus, les objets lui semblaient élargis et se dédoublaient en certaines positions. Cet état s'est prolongé pendant une huitaine de jours et a disparu sans laisser de trace. Actuellement, le parallélisme des yeux est resté ce qu'il était après l'opération du strabisme externe, c'est-à-dire absolument normal ».

Nous pensons qu'il s'agit ici d'une contracture réflexe passagère du droit interne due à notre opération. Ce fait peut être comparé à celui de Goureau. Dans ces deux cas, ni les végétations adénoïdes, ni l'éperon de la cloison n'avaient d'influence sur les muscles de l'œil : le petit choc opératoire a simplement été le point de départ d'un réflexe un peu exceptionnel, mais dont on retrouverait peut-être des exemples.

CHAPITRE III

# Diagnostic, Pronostic et Traitement

L'insuffisance nasale peut être bien souvent soupçonnée d'après l'attitude du sujet. En effet, la déformation de la face, la bouche entr'ouverte, la respiration courte sont des signes presque constants dans cette affection.

Néanmoins, on conçoit que l'examen rhinologique est de rigueur. On examinera le nez et le rhino-pharynx du sujet pour se rendre compte de la valeur de ces organes. Mais cet examen, s'il nous permet de constater l'obstruction totale ou presque totale, ne nous renseigne que bien imparfaitement sur les obstructions partielles si fréquentes et si peu soupçonnées par les malades, qui compensent machinalement leur insuffisance, sans faire remonter l'origine des troubles dont ils se plaignent à leur cause véritable.

C'est pour éviter l'à peu près de l'estimation rhinoscopique, et asseoir le diagnostic de l'insuffisance nasale sur une base exacte, que nous avons imaginé le rhinomètre.

Nous avons décrit cet appareil et son fonctionnement. Il nous reste à rapporter ici quelques observations rhinométriques. Nous mettrons en pratique la méthode que nous avons exposée dans les lignes qui précèdent ; on verra de quel secours elle est pour le diagnostic de l'insuffisance nasale.

Nous nous sommes d'abord efforcé par l'examen de sujets normaux, 'c'est-à-dire doués de fosses nasales spacieuses et pouvant se passer indéfiniment de la respiration buccale, de déterminer la valeur du nez normal.

Nous devons renouveler ici l'observation que nous avons faite plus haut sur l'ignorance où sont presque tous les sujets de la valeur de leur respiration nasale. En effet, il nous est arrivé d'examiner des individus qui disaient posséder un nez excellent et de leur trouver, comme valeur nasale, une valeur bien inférieure au chiffre normal probable. Nous disons probable, parce que cette valeur normale demanderait à être déduite d'une assez longue série d'examens. Jusqu'à présent, la plus grande valeur nasale que nous ayons trouvée est 1,20 (1) ; mais il y a lieu de penser que la valeur nasale normale est supérieure à ce chiffre, car le sujet qui nous l'a donné est porteur de fosses nasales asymétriques : l'une très spacieuse, l'autre relativement étroite.

Néanmoins, nous nous arrêterons provisoirement à ce chiffre, très supérieur à ceux que nous avons obtenus dans tous les autres examens.

Nous reproduisons maintenant quatre observations avec examen rhinométrique : nous nous bornons à ce petit nombre d'observations, car le principe de la méthode est fort simple et son application sera rapidement comprise.

Tous les sujets dont nous rapportons l'observation ont des poumons sains.

Observation I. — H..., âgé de 31 ans, a toujours mal respiré par le nez. Il se souvient qu'étant enfant, comme il paraissait être gêné dans son sommeil et qu'il était sujet aux maux de gorge, on lui enleva les deux amygdales qu'il avait très hypertrophiées. Ce malade a toujours eu une attitude un peu voûtée.

D'après ces anamnestiques, il est probable que ce sujet a

(1) On sait que nous employons un embout buccal du même calibre que chaque embout narinaire : or, nous avons montré que l'orifice buccal respiratoire est plus petit que ce calibre. Les chiffres obtenus dans nos examens sont donc certainement trop faibles. Mais il suffit de connaître cet écart

été porteur de tumeurs adénoïdes : actuellement, la rhinoscopie postérieure fait apercevoir une végétation minime, située au milieu et à la partie supérieure du rhino-pharynx; grâce à cette situation, ce petit néoplasme semble n'apporter aucune gêne à la respiration nasale.

Le malade se plaint actuellement d'une mauvaise respiration qui le gêne surtout pendant la nuit : il dort la bouche ouverte : après une longue nuit de sommeil, il se réveille dans un état de malaise, qu'il explique par le besoin d'air.

Aussitôt qu'il est couché, ce sujet sent que sa respiration diminue d'ampleur : en général dans le décubitus dorsal, les deux fosses nasales sont un peu perméables; mais lorsque le sujet se couche sur un côté, il remarque nettement que la fosse nasale correspondante s'obstrue, tandis que l'autre est perméable. Ces modifications peuvent presque être reproduites à volonté; mais lorsque le décubitus latéral a été maintenu, pendant longtemps, la narine obstruée met un certain temps à se désobstruer par le changement de côté.

Au réveil, la bouche est sèche; le malade est atteint depuis longtemps d'une pharyngite chronique : il crache le matin des mucosités assez épaisses, qu'il fait descendre du nez par reniflement.

Pendant le jour, tous les exercices qui exigent une respiration ample sont effectués avec difficulté. C'est ainsi que la course, l'escrime, les exercices violents ne peuvent être prolongés. Les repas sont lents. La lecture à haute voix, le chant sont un peu pénibles.

Les fatigues physiques ou intellectuelles exagèrent la difficulté respiratoire, probablement en diminuant la force thoracique.

Pas d'hypersécrétion nasale.

*Examen rhinoscopique.* On constate à première vue que les fosses nasales sont étroites, cette étroitesse est visiblement due au squelette car les cornets, quoique hypertrophiés, sont peu volumineux.

*Fosse nasale droite.* C'est la plus spacieuse des deux : les différentes parties osseuses ont des dimensions normales. Cependant cette fosse nasale n'a pas le calibre normal, parce qu'en dehors de son étroitesse congénitale, elle présente un cornet inférieur gonflé.

*Fosse nasale gauche.* La plus étroite. Ce défaut est dû à une surélévation du plancher, à la conformation générale du squelette et un peu au gonflement du cornet inférieur.

Toutes ces particularités sont traduites fidèlement par l'épreuve rhinométrique.

Capacité du rhinomètre. . . . 30 litres.

Liquide contenu dans le manomètre — acide sulfurique de densité 1,7.

Temps de l'inspiration — une demi-seconde.

| | |
|---|---|
| L'inspiration buccale produit un vide de | $22^{cm}5$ |
| L'inspiration nasale. . . . . . . . . . . . | $20^{cm}$ |
| L'inspiration par la narine droite . . . . | $12^{cm}$ |
| L'inspiration par la narine gauche. . . . | $15^{cm}$ |

De ces chiffres, nous voyons que le rapport :

$$\frac{N}{B}$$

représentant la valeur de l'orifice nasal, est de 0,88, chiffre très inférieur à la normale et qui doit être encore notablement abaissé pendant la nuit.

De plus, si nous prenons pour unité la valeur de l'inspiration buccale, nous avons comme valeurs relatives :

| | |
|---|---|
| Bouche . . . . . . . | 1 |
| Nez . . . . . . . . . | 0,88 |
| Narine droite . . . | 0,53 |
| Narine gauche. . . | 0,62 |

On se rend compte que la valeur bi-narinaire n'est pas égale à la somme des valeurs mono-narinaires : le coefficient de déperdition narinaire est égal à 0,77 ; on a en effet :

$$(0,53 + 0,62) \times 0,77 = 0,88$$

Le badigeonnage de la pituitaire au moyen d'une solution de chlorhydrate de cocaïne au 10e (badigeonnage auquel on a attribué la propriété de faire cesser les prétendus réflexes) modifie considérablement les résultats de l'épreuve rhinométrique en rétractant la pituitaire. Voici cette épreuve post-cocaïnique :

| | |
|---|---|
| Inspiration buccale. . . | $22^{cm}5$ |
| Inspiration nasale . . . | $25^{cm}$ |
| Narine droite . . . . . | $14^{cm}$ |
| Narine gauche. . . . . | $22^{cm}$ |

Le rapport $\frac{N}{B}$ devient 1, 11.

Les valeurs comparatives sont :

| | |
|---|---|
| Bouche . . . . . . | 1 |
| Nez . . . . . . . . . | 1,11 |
| Narine droite . . . | 0,62 |
| Narine gauche. . . | 0,93 |

Le coefficient de déperdition narinaire est devenu 0,69.

De plus, nous pouvons constater que tandis que la narine gauche a gagné par la cocaïnisation 0,31 ; la narine droite n'a gagné que 0,09. Cette différence tient à ce que la narine gauche est étroite surtout à cause du gonflement de la muqueuse que la cocaïne rétracte; la narine droite doit son étroitesse surtout à la sténose congénitale du squelette, sur lequel la cocaïne n'a aucune action.

Ces chiffres font prévoir que la cautérisation des cornets amènera une amélioration de cette insuffisance, mais que cette action (semblable à celle de la cocaïne) sera plus marquée à gauche qu'à droite.

Nous avons constaté par cet examen combien est énergique l'influence de la cocaïne : quelques chiffres la rendront plus sensible. Par une inspiration nasale d'une durée d'une demi-seconde, le sujet a pris — avant le badigeonnage de cocaïne — un volume d'air de 1143$^{cm3}$, or, après ce badigeonnage, par une inspiration de même durée et de même effort, ce sujet a pris un volume de 1440$^{cm3}$. Donc par le fait de ce badigeonnage, une même inspiration procure au sujet 297$^{cm3}$ de plus. Or 297$^{cm3}$ d'air contiennent 62$^{cm3}$ d'oxygène.

On voit à l'exposé de ces seuls faits, par quelle action la cocaïne peut mettre fin à quelques-uns des troubles produits par l'insuffisance du nez; elle augmente considérablement la perméabilité nasale : dans le cas précédent, elle l'a augmentée de près de 26 °/₀.

*Mesure thoracodynamométrique.* — Nous apprécions d'abord la force absolue du sujet en le faisant inspirer dans le rhinomètre le plus vigoureusement et le plus longtemps possible par la bouche. Nous déterminons ensuite le travail effectué dans l'épreuve rhinométrique.

| | |
|---|---|
| Epreuve spirométrique. . . . . . | 3500 $^{cm3}$ |
| Capacité du rhinomètre. . . . . | 30 litres. |

Liquide du manomètre — acide sulfurique de densité 1,7.

Hauteur barométrique. . . . . 756 $^{mm}$

Le sujet a produit dans l'appareil un vide de 30 $^{cm}$ d'acide sulfurique ou de 37 $^{mm}$,5 de mercure. En passant de la pression 756$^{mm}$ à la pression 718$^{mm}$,5, la capacité du système formé par le rhinomètre et la poitrine vide du sujet a passé de 30 litres à 31 litres 565 : le sujet a donc inspiré 1565$^{cm3}$, qui dans la poitrine, en se réchauffant, occupent un volume de 1746 $^{cm3}$.

D'après les données établies antérieurement, nous calculerons la superficie de la poitrine du sujet, lorsqu'elle contient $1746^{cm^3}$.

L'air résidual de ce sujet est de :

$$3.500 \times 0,314 = 1.099^{cm3}$$

La surface thoracique, lorsque la poitrine ne contient que l'air résidual est de :

$$1.099 \times 0,96 = 1.055^{cm2}$$

Or, $1.746^{cm3}$ d'air inspiré déterminent une augmentation de surface de :

$$1.746 \times 0,3021 = 527^{cm2}$$

la surface thoracique est donc à ce moment de :

$$1.055 + 527 = 1.582^{cm2}$$

Enfin, le poids supporté par le sujet à la fin de son inspiration est de :

$$0,0375 \times 0,1582 \times 13,6 \text{ (1)} = 80^{kg}\,6752$$

Le travail mécanique produit par cette inspiration peut être calculé, comme nous l'avons vu, en effectuant le produit de la moitié de ce poids par la hauteur à laquelle il a été soulevé.

La hauteur cherchée est celle d'un tronc de cône d'un volume de $1746^{cm3}$ et dont les deux bases ont une surface de $1055^{cm2}$ et de $1582^{cm2}$ : elle est égale à $0^{m},013$.

Le travail mécanique maximum que puisse accomplir le sujet dans une inspiration est donc :

$$40,3376 \times 0,013 = 524^{\text{grammètres}}$$

Si nous effectuons les mêmes calculs à l'égard de la première épreuve rhinométrique, nous pourrons confirmer les rapports donnés plus haut entre le travail mécanique et le volume d'air

(1) Densité du mercure.

inspiré; nous pourrons encore déterminer quelle force est vraisemblablement inutilisée du fait du rétrécissement nasal.

Par l'inspiration buccale dans le récipient contenant 30 litres, le sujet a déterminé une différence de pression de $22^{cm}5$ d'acide sulfurique (ou de $28^{mm}1$ de mercure): il a donc introduit dans sa cavité thoracique un volume d'air de :

$$1284^{cm3}$$

Par l'inspiration nasale, il a déterminé une différence de pression de $20^{cm}$ d'acide sulfurique (ou de $25^{mm}$ de mercure), il a donc aspiré :

$$1138^{cm3}$$

Or, l'inspiration buccale a nécessité un travail mécanique de :

$$255^{\text{grammètres}}546$$

l'inspiration nasale, un travail mécanique de :

$$196^{\text{grammètres}}112$$

Nous avons dit que les travaux mécaniques accomplis sont entre eux comme les carrés des volumes inspirés. Nous devons donc avoir :

$$\frac{T}{T'} = \frac{v^2}{v'^2}$$

soit :

$$\frac{196,112}{255,546} = \frac{1138^2}{1284^2}$$

Nous n'obtenons pas exactement cette égalité : nous n'y arrivons qu'à 0,02 près : en effet

$$\frac{1138^2}{1284^2} = 0,78$$

et

$$\frac{196,112}{255,546} = 0,76$$

Ce petit écart est dû aux décimales qu'on est obligé de

négliger dans le cours des nombreuses opérations arithmétiques, nécessitées par le problème. On peut constater que 0,76 est plus voisin de 0,78, rapport entre les carrés des volumes, que de 0,88, rapport entre les volumes.

Nous pouvons déterminer, d'après les chiffres précédents, quelle inutilisation de travail mécanique intervient, du fait de l'inspiration au moyen d'orifices rétrécis.

Si nous adoptons comme valeur nasale normale le chiffre 1,20, les rapports des travaux mécaniques devraient être :

$$\frac{T}{T'} = \frac{1^2}{(1,20)^2} = \frac{1}{1,44}$$

L'inspiration buccale nécessitant un travail de :

255 grammètres

l'inspiration nasale devrait produire un travail de :

$$255 \times 1,44 = 367 \text{ grammètres.}$$

Comme le travail produit par l'inspiration nasale de notre sujet n'a été que de 196 grammètres, nous devons en conclure qu'il a produit en réalité 367 grammètres, dont il n'a utilisé que 196, soit une déperdition de :

171 grammètres

transformés en chaleur, au niveau surtout de l'orifice rétréci.

Enfin, par le fait de l'inspiration buccale qui a nécessité un travail de 255 grammètres, le sujet qui a dépensé réellement 367 grammètres a éprouvé une déperdition de :

112 grammètres.

Les observations suivantes concernent des malades, dont nous avons pratiqué l'examen rhinométrique avant et après une opération rhinologique.

Observation II. — Ch..., âgé de 16 ans et demi, n'a jamais bien respiré par le nez. Le toucher rhino-pharyngien fait nettement constater la présence de volumineuses végétations adénoïdes. Ce malade a l'oreille dure : à droite, enfoncement du tympan ; à gauche, otite moyenne purulente, datant de plusieurs années.

La valeur nasale, constatée par l'examen rhinométrique est de 0,52.

La déchéance de l'organisme est attestée par la numération des hématies qui sont au nombre de 3.425.000 par millimètre cube (numération faite par M. Hérisson).

L'ablation des végétations adénoïdes a lieu le 3 avril. Le malade examiné de nouveau le 30 avril, a, comme valeur nasale : 0,73.

Les hématies sont au nombre de 3.627.000 par millimètre cube.

Cette valeur nasale est encore bien éloignée de la normale. Elle tient à ce fait que le malade a conservé ses végétations jusqu'à l'âge de seize ans et demi et que le squelette du nez s'est mal développé. On constate en effet qu'il est étroit : les cavités des fosses nasales sont rétrécies et présentent des cornets inférieurs assez volumineux. Il y a lieu d'espérer que la cautérisation des cornets pourra augmenter encore cette valeur nasale.

Observation III. — V..., âgé de 14 ans, nous est amené parce que sa respiration nasale est défectueuse.

Le nez est mince, les fosses nasales étroites, les cornets inférieurs gonflés. De plus, par le toucher rhino-pharyngien, le doigt constate l'existence de végétations adénoïdes assez nettes, mais peu abondantes et peu volumineuses. Valeur nasale : 0,78.

Les hématies sont au nombre de 3.255.000 par millimètre cube.

Nous proposons l'ablation des végétations adénoïdes, comme premier acte opératoire. Cette opération a lieu le 6 avril.

Examen rhinométrique le 30 avril : 0,86.

Les hématies ont notablement augmenté : elles sont au nombre de 4.185.000 par millimètre cube.

Nons pensons, par la cautérisation ou l'ablation d'une partie des cornets, augmenter encore la valeur rhinométrique de ce sujet.

Observation IV. — C..., âgé de 32 ans, est atteint d'eczéma de la moustache depuis un an : il se plaint d'hypersécrétion nasale, cause probable de cette dermatose. On constate par l'examen rhinologique que la fosse nasale droite est en partie obstruée par un éperon de la partie antérieure de la cloison. Cette lésion détermine un catarrhe de la fosse nasale dont la muqueuse est tuméfiée et rouge. La rhinite est vraisemblablement causée et entretenue par l'inutilisation de travail mécanique causé par le rétrécissement.

Valeur nasale : 0,90.

La fosse nasale droite (rétrécie) est à la fosse nasale gauche comme 3 est à 4.

Nous réséquons l'éperon de la cloison.

Examen rhinométrique huit jours après l'opération : valeur nasale : 1,04.

La fosse nasale droite est à sa congénère comme 3,5 est à 4.

*Pronostic.* — De l'exposé que nous avons fait des troubles dus à l'insuffisance nasale, on peut conclure que cette affection comporte un grave pronostic. En effet, l'insuffisance de l'hématose, l'asthme, la surdité, les suppurations de l'oreille etc., sont des maladies graves et qui, livrées à elles-mêmes, peuvent amener la mort. Chez l'enfant à la mamelle, l'insuffisance nasale produit un trouble énorme dans l'alimentation, puisque la succion est impossible. Ce chapitre du pronostic se complètera de lui-même, si dans l'avenir on peut étendre, comme nous le pensons, le domaine de l'insuffisance nasale, maladie excessivement répandue.

Nous pouvons seulement dire aujourd'hui que l'insuffisance nasale n'a aucune tendance à la guérison spontanée. Au contraire, si l'on se reporte aux déductions mécaniques de la première partie de ce travail, on se rendra compte que, par suite de l'obstruction partielle du nez, un sujet est obligé de dépenser une certaine force inspiratoire pour respirer, qu'une partie seulement de cette force est transformée en travail utile et que la partie inutilisée est convertie en chaleur en vertu des lois de la thermo-dynamique. Or, cette chaleur est produite en grande partie au niveau du rétrécissement et augmente la congestion de la pituitaire. Cette circonstance rend compte du fait suivant, souvent observé en pratique : un sujet dont le nez est obstrué, après avoir fait des efforts pour se moucher, constate que son nez est plus obstrué qu'auparavant.

On voit donc que plus la lésion dure, plus elle s'aggrave; et avec elle s'aggravent tous les troubles que nous avons énumérés.

Ce pronostic ne s'applique qu'aux cas chroniques : l'obstruction nasale aiguë, de courte durée, n'a guère le temps nécessaire pour produire des troubles sérieux en général.

*Traitement.* — Le traitement de l'insuffisance nasale est simple : il consiste à restaurer la perméabilité normale du nez; nous ne pouvons entrer dans le détail des opérations rhinologiques indiquées dans les différents cas ; nous renvoyons le lecteur aux nombreux traités écrits sur la matière.

Malheureusement tous les cas ne peuvent être guéris de cette façon radicale. Dans un certain nombre de faits, le traitement rhinologique peut seulement restituer un certain degré de perméabilité nasale; dans d'autres cas (synéchies, cicatrices, effondrement du squelette, etc.), la thérapeutique opératoire ne peut rien, pour le moment du moins.

Le traitement commun à appliquer aux malades seulement améliorés et aux malades qu'on ne peut opérer, ce traitement qui doit combattre l'insuffisance de l'hématose, consistera dans les pratiques de l'aérothérapie. Les inhalations d'oxygène (1), les bains d'air comprimé seront indiqués.

Dans ce cas, la suroxygénation nous paraît comparable à la suralimentation qu'on prescrit à certains malades. La poudre de viande représente une alimentation riche, sous un petit volume, facilement acceptée par des malades qui ne pourraient absorber la viande en nature ; l'oxygène, c'est le « suc de l'air » si l'on peut dire, donné directement à des malades que leur disposition nasale empêche de respirer d'une manière complète et normale.

Il serait intéressant de pouvoir doser l'air qu'on donne à respirer à ces malades suivant le degré de leur insuffisance nasale, et d'augmenter la proportion d'oxygène suivant leurs besoins. Nous manquons d'expérience sur ce point : mais nous croyons que ce procédé serait plus scientifique et plus rationnel que celui qui consiste à donner à tous les malades le même traitement indistinctement.

Quant au traitement des différents troubles imputables à l'insuffisance nasale, il comporte des indications spéciales dans chaque cas. Il sera inutile si l'insuffisance nasale peut être complètement guérie : il sera urgent dans les cas de guérison incomplète ou d'impossibilité opératoire.

(1) Les inhalations d'oxygène se pratiquent au moyen d'un sac de caoutchouc muni d'un tube de dégagement par lequel le patient aspire le gaz. Or, les sacs d'oxygène usités presque partout sont munis de tubes et d'embouts, d'un calibre extrêmement étroit, qui imposent au malade une inspiration violente et ne lui procurent en échange qu'un petit volume de gaz. Il est probable que pour certains malades affaiblis, l'inhalation d'oxygène ne peut être pratiquée au moyen de cet appareil, faute d'un effort suffisant. Il est important que le tube de dégagement ait environ 2cm, calibre de la trachée, et que l'embout buccal ait un minimum de 1cm de diamètre ; autrement, les bons effets de l'oxygénation ne sont pas ressentis, et le traitement devient une fatigue.

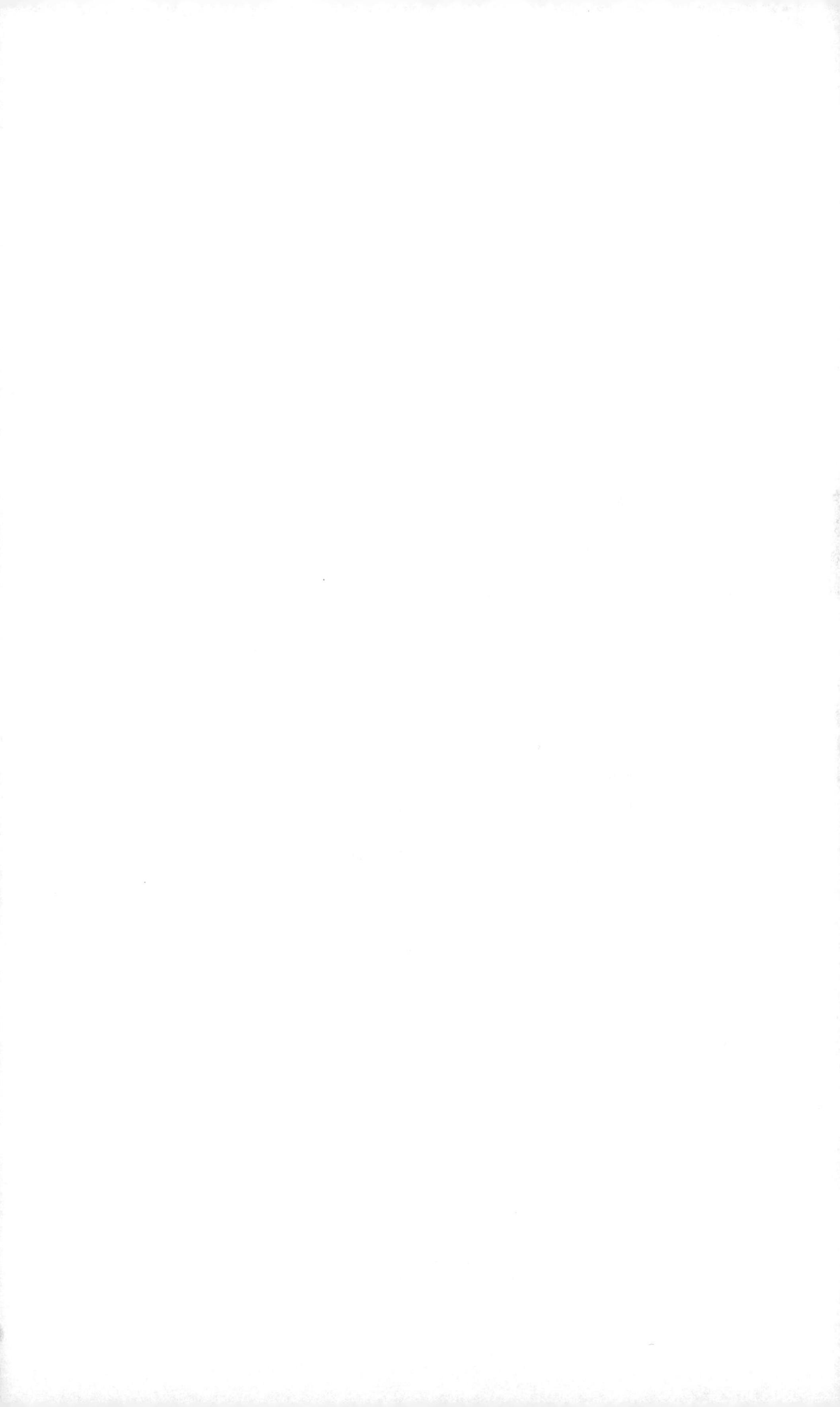

# TABLE DES MATIÈRES



IMPRIMERIE LE BIGOT, FRÈRES, 25, RUE NICOLAS-LEBLANC, LILLE.

# A LA MÊME SOCIÉTÉ D'ÉDITIONS

**Baratoux, J.**, professeur libre d'Otologie, de Rhinologie et de laryngologie — **Guide pratique pour le traitement des maladies du larynx, du nez et des oreilles.** In-18 raisin avec nombreuses figures et atlas.................. 6 fr. »

— **Guide pratique pour le traitement des maladies de l'oreille.** NOTA : Ce volume fait partie de la *Petite Encyclopédie médicale*, collection d'ouvrages in-18 raisin, cart. à l'anglaise. 3 fr.

**Bertrand, L.-E.**, médecin en chef de la marine, ancien professeur aux écoles de médecine navale, et **Fontan, J.**, professeur de chirurgie navale et de chirurgie d'armée à l'École de médecine navale de Toulon. — **Traité médico-chirurgical de l'hépatite suppurée des pays chauds**, grands abcès du foie. Format in-8° raisin de 732 p., avec tracés et figures. Prix.......................... 16 fr. »

**Billot**, médecin-major de 1re classe. — **Détermination pratique de la Réfraction oculaire par la Kératoscopie ou Skiascopie.** Application à l'examen des conscrits. In-18 raisin, cartonné à l'anglaise........................ 3 fr. »

**Bouloumié, P.**, ancien président de la Société de médecine pratique de Paris. — **Manuel du candidat aux divers grades et emplois de Médecin et Pharmacien de réserve et de l'armée territoriale.** In-12 de 585 p. 5 fr. »

**Catex, A.** — **Maladies du larynx, nez et oreilles.** 2 f.

**Cazin**, docteur ès-sciences, ancien interne, lauréat des hôpitaux de Paris, chef du laboratoire de clinique chirurgicale de l'Hôtel-Dieu. — **Des origines et des modes de transmissions du cancer.** Grand in-8 de 100 pages........................... 5 fr. »

**Chéron, J.**, médecin de St-Lazare, docteur ès-sciences. **Introduction à l'étude des lois générales de l'Hypodermie, physiologie et thérapeutique.** In-8 de 555 pages avec fig. dans le texte 10 fr.

**Clado**, (Dr) chef des travaux de gynécologie à l'Hôtel-Dieu, ancien chef de clinique et de laboratoire de la Faculté. **Traité des Tumeurs de la vessie.** Un fort vol. in-8 raisin de 750 pages, 18 tableaux et 126 gravures dans le texte............................ 16 fr.

**Domec.** — **Traitement de l'épithélioma des paupières et du nez par le bleu de méthyle**... 2 fr. 50

**Gautier, A.** **Les Toxines microbiennes et animales**, 1 vol. gr. in-8 avec figures........ 15 fr. »

**Laborde, J.-V.**, directeur des travaux pratiques de physiologie à la Faculé de Paris, membre de l'Académie de médecine. — **Traité élémentaire de Physiologie**, d'après les leçons pratiques de démonstrations, précédé d'une introduction technique à l'usage des élèves. In-8 de 450 pages.
Cartonné à l'angl., fer spécial.. 12 fr. »
Broché......................... 10 fr. »

**Leredde, E.**, ancien interne des hôpitaux de Paris. — **Étude sur l'Anatomie pathologique de la Morve.** In-8 de 112 pages avec trois planches hors texte..................... 4 fr. »

**Letulle**, professeur agrégé à la Faculté de médecine de Paris, médecin des hôpitaux. — **Guide pratique des Sciences médicales**, encyclopédie de poche pour le praticien, publié sous la direction scientifique du Dr Letulle. In-18 de 1500 pages.
Cartonné à l'anglaise............ 12 fr. »
Le supplément pour 1892......... 5 fr. »
Le supplément pour 1893......... 5 fr. »

**Monin, E.**, secrétaire de la Société française d'hygiène. — **Formulaire de médecine pratique.** Préface par M. le professeur Peter. In-18 de 600 pages, cartonné à l'anglaise..... 5 fr. »

**Morain, W.**, avec la collaboration d'anciens internes des hôpitaux de Paris. — **Questions d'internat**, Manuel du candidat. In-18 de 625 pages.............................. 7 fr. 50

**Morax, V.**, ancien interne des hôpitaux de Paris. — **Recherches bactériologiques sur l'Étiologie des conjonctivites aiguës et sur l'asepsie dans la chirurgie oculaire.** In-8 de 142 pages avec une planche en couleur................ 5 fr. »

**Mounier** (Dr). **Hygiène de l'oreille.** Soins préventifs contre les affections auriculaires, avec 5 figures dans le texte. Un volume de la Petite Encyclopédie médicale...... 3 fr.

**Nogué** (Dr Raymond). **Formulaire spécial de thérapeutique infantile**, avec préface de M. le Dr O. Variot, médecin des hôpitaux. In-18 de 650 pages, cartonné.............. 6 fr.

**Paulier** (Dr Armand B.), ancien interne des hôpitaux de Paris. **Questions d'externat** (Manuel du candidat............................ 6 fr.

**Petit** et **Collin**, médecins-majors de l'armée. **Guide militaire des étudiants, des médecins et pharmaciens de Réserve et de l'Armée territoriale.** In-12 de 534 pages. (3e édition)......... 7 fr.

**Ragageot.** **Emploi de l'aluminium en prothèse dentaire**.............................. 3 fr.

**Les Sciences biologiques à la fin du XIXe siècle** (médecine, hygiène, anthropologie, sciences naturelles, etc.), publiées sous la direction de MM. R. Blanchard, Charcot, L. Collin, Cornil, Duclaux, Dujardin-Beaumetz, Gabriel, Marcy, Mathias-Duval, Planchon, Trélat ; Labonne et Egasse, D , secrétaires de la rédaction. Cette publication forme un magnifique vol. in-8 grand jésus, imprimé en 2 col., de plus de 1000 pages et orné d'un nombre considérable de gravures dans le texte.
Prix du vol. broché............. 32 fr.
— relié avec dorures ... 35 fr.

**Sonnié-Moret.** **Éléments d'analyse chimique médicale** appliquée aux recherches cliniques. 1 vol. in-8 avec figures et planche..... 6 fr.

**Tsakiris** (Dr Jean). Médaille de bronze de l'Assistance publique de Paris. **Instruments anciens et nouveaux pour l'Intubation du Larynx dans le Croup.** In-8 de 132 pages avec 25 fig. dans le texte. Prix.......................... 5 fr.

**Tyson** (Le Dr James). **Guide pour l'examen pratique de l'Urine** à l'usage des praticiens et des étudiants (8e édition), traduction de MM. E. Gautrelet et Al. Clarke............... 4 fr.

**Vieillard** (Camille). **L'Urine humaine** : Urines normales, Urines anormales, Urines pathologiques. Préface d'Armand Gautier, membre de l'Institut, professeur de chimie. 1 vol. in-8 de 430 pages avec 20 fig. dans le texte et 4 planches dont une en couleur.... 6 fr.

**SOUS PRESSE :**

**Anatomie des Régions**, par le professeur George **Mac-Clellan**, de Philadelphie. Deux gros volumes in-4o, illustrés de plus de 80 planch. hors texte en couleur. Prix des deux volumes.............................. 80 fr.

IMP. LE BIGOT FRÈRES, LILLE.

www.ingramcontent.com/pod-product-compliance
Ingram Content Group UK Ltd.
Pitfield, Milton Keynes, MK11 3LW, UK
UKHW020141200726
13856UKWH00003B/795